心理护理临床实践技能

主编　王艳波

主审　刘晓虹

同济大学 出版社
TONGJI UNIVERSITY PRESS
·上海·

内 容 提 要

针对当前我国心理护理教育与培训领域呈现出"强理论、弱应用"的现状,作者团队结合文献研究与实践需求,精心编纂了本书,旨在为广大护理学研究生提供一本提升临床心理护理及人文关爱实践能力的实用工具书。本书聚焦于心理护理的临床实践技能,内容涵盖了护患沟通技巧、巴林特小组活动、认知行为干预策略、家庭心理干预方法、团体心理干预技术、叙事护理理念、安宁疗护实践、积极心理干预手段以及护士职业生涯规划等核心知识点。

本书适用于护理学硕士研究生的教学、临床规范化护士培训,以及致力于提高助人能力和自我提升的一线护理临床工作者。

图书在版编目(CIP)数据

心理护理临床实践技能 / 王艳波主编. --上海:
同济大学出版社,2024.6. -- ISBN 978 - 7 - 5765 - 1194 - 9

Ⅰ. R471

中国国家版本馆 CIP 数据核字第 2024VK0333 号

心理护理临床实践技能

主　编　王艳波　　主　审　刘晓虹

责任编辑　朱涧超　　　助理编辑　徐艺峰　　　责任校对　徐逢乔　　　封面设计　陈益平

出版发行　同济大学出版社　　www.tongjipress.com.cn
　　　　　 (地址:上海市四平路 1239 号　邮编:200092　电话:021 - 65985622)

经　　销　全国各地新华书店、网络书店

排版制作　南京展望文化发展有限公司

印　　刷　苏州市古得堡数码印刷有限公司

开　　本　787 mm×1092 mm　　1/16

印　　张　13.25

字　　数　221 000

版　　次　2024 年 6 月第 1 版

印　　次　2024 年 12 月第 2 次印刷

书　　号　ISBN 978 - 7 - 5765 - 1194 - 9

定　　价　58.00 元

——————————— • 主 编 • ———————————

王艳波

——————————— • 编 委 • ———————————

（以姓氏笔画为序）

王　丹（徐州医科大学附属医院）

王艳波（同济大学医学院）

史靖宇（同济大学医学院）

李玉梅（同济大学附属上海市肺科医院）

吴　菁（海军军医大学护理学院）

陆惠洁（上海市精神卫生中心）

孟宪丽（海军军医大学第一附属医院）

施　艳（上海建桥学院）

贾艳昤（四川大学华西第四医院）

高　佳（同济大学附属养志康复医院）

高　歌（同济大学医学院）

章　蕾（同济大学附属精神卫生中心）

——————————— • 编写秘书 • ———————————

崇　月（同济大学医学院）

前　言

护士在临床工作中会面对多种应激源,需要不断提升自身职业心理素质及自我照顾能力。护士是最密切接触临床患者的专业人员之一,是患者获取人文关爱及心理援助的重要资源。因此,掌握心理学知识和技能,维护自身的职业心理健康,提升服务患者的心理护理能力,是护士职业胜任力的重要组成要素。

本教材总体目标是提升护士助人(如处理患者疾病应激、各种心理困扰的评估与干预等)与自助(如应对工作负荷、职业倦怠及潜在被攻击风险等)的临床心理学实践胜任力。本教材专业培养目标包括:① 知识层面:强化护士的护患沟通、叙事护理、家庭干预、认知行为干预、护士职业心理健康促进等相关理论知识;② 态度层面:聚焦培养护士在心理护理实践中养成尊重、理解、接纳、好奇的态度,从情感上走入患者内心;③ 技能层面:提升护士在临床心理护理实践中进行有效沟通、共情、叙事及对患者实施心理评估与干预等技能水平。

全书共九章,前两章侧重提升护士的护患沟通能力,其中第一章结合案例推介了护患沟通技巧、常用护患沟通模式及护患冲突降级沟通等技术;第二章侧重于介绍改善护患沟通的"巴林特小组"概述及具体实践流程;第三章则聚焦心理评估的方法及实践应用案例;第四章至第七章,重点推介了认知行为干预、家庭心理干预、团体心理干预、叙事护理等几种具有显著临床实践特征的干预方法及其应用流程、注意事项和临床应用实践案例,以期为护士实施临床心理护理提供可参考的范例;第八章则从自助与助人两个视角引入了积极心理学的相关理论与实践策略;第九章围绕当前安宁疗护中的常用心理评估工具和特色心理干预方法而展开。

本教材聚焦临床常用心理护理实践技能,所选内容均为近年来在心理护理临床实践中应用且具有循证证据的心理干预技术,各个章节内容既有交叉又可独立成章。本教材能丰富现有心理护理的临床实践知识和技能,为临床一线护士提供便捷、实用的心理护理工具,也可作为提升护理专业学位硕士研究生临床心理护理实践能力的学校教育拓展教材,抑或可为丰富临床护士规范化培养的课程体系提供新思路。

本教材撰写之初,编者走访了 20 余名临床一线护士,调研了他/她们对临床心理护理的认知需求及实践现状,访谈了有多年叙事护理经验的资深护士以及具有较好护患沟通能力的护士,并将其实践经验呈现于护患沟通及叙事护理等章节,在此特别感谢他/她们对本教材的贡献。本书在出版过程中得到同济大学研究生教材建设项目及上海市教育科学研究项目资助,在此一并致以诚挚的感谢!

王艳波

2023 年 9 月

目　　录

第一章

护 患 沟 通

护患沟通能力是指护士在与患者接触过程中,能运用所学知识顺利、有效地建立治疗性护患关系的能力,是护士与患者及家属沟通中所表现出的态度、知识和技能的整合。护士在进行评估、计划、实施、评价的任何一个环节都离不开与患者的沟通,护士的护患沟通能力一定程度上决定其护理服务的质量和疗效。

第一节　护患沟通概述

美国高等护理教育学会(American Association of Colleges of Nursing)于 1998 年修订的护理教育标准中,将沟通能力定义为四大核心能力之一。有效的沟通有助于调整患者对医疗的目标预期值趋于合理现实化,进而降低医患纠纷的发生率。研究显示,患者希望有更多机会与医护人员交流,说出自己想说的话而不需要被评判是否合适,护士花时间与患者友好、真挚地沟通,则会让他们感到放松,有助于促进患者的身心健康和疾病康复。

护患沟通能力属于技能范畴,有别于理论知识学习。技能的培养无法通过简单的课堂讲授与识记实现,需要在真实情境中反复地实践和操练才能将知识内化到个人能力中。本节将结合案例介绍如何从态度、知识和技能上提升护士的沟通能力。

一、护患沟通态度

态度是对某物或某人的喜欢或不喜欢的一种评价性反应,在人们的信念、情感和倾向中呈现,态度是影响沟通的重要因素。护患沟通的目的不仅是简单传递信息,更重要的是通过沟通去了解患者的感受、需求,建立良好信任关系,进而影响患者,提高其治疗依从性。患者能否接纳和信任护士,关键是护士在沟通中所展示的对患者的态度。

尊重、接纳与不评判、好奇与理解是护士在护患沟通中需要保持的态度,是能让护士启动沟通、走进患者心灵的钥匙。

1. 尊重(respect):体验到被尊重的患者更能提供准确的评估信息,并有效地配合治疗,与护士合作。为增加信任,护士应始终保持敏感性并表现对患者的尊重。尊重可从对患者的适宜称呼开始,下面以肿瘤科护士小吴为例,说明护士对患者表达尊重对建立良好护患关系的影响。

护士小吴到肿瘤科有六年时间了,最开始,大家称呼患者名字或床号,感觉对患者很不尊重。她决定做一些改变。她说:"我见到患者会根据年龄称呼他们'大爷、大哥、叔叔或阿姨',后来我慢慢发现我们整个科室都这样称呼患者。患者反映说,你们这个科室跟其他科室不一样,其他科室没有这种氛围。他们很喜欢这里,说我们科室是他们待过的最有人文关怀的科室。其实这样叫他(她)叔叔(阿姨)时,我们就已经和患者建立一个很好的连接了。"

2. 接纳(acceptance)与不评判(no-judgement):护士在与患者进行日常沟通中,其惯性思维往往是阻止患者产生负性情绪,引导他们向积极的方面想,但此做法可能会使得部分处于疾病相关应激情绪状态中的患者感到不被接纳。有临床护士已意识到一味"否定负性情绪,告诉患者要往好处想"的做法有时起不到干预效果,如护士小孙说:"进行心理疏导和干预,不是简单地说,'肯定会好的,要有信心'之类的话,这些话其实很无力,可能会起到反作用。"

面对处于负性情绪状态的患者,宜强调接纳、不评判的态度,即不对情绪做好、坏的评价,肯定情绪存在的合理性,以好奇之心探讨情绪背后的原因。以小孙实践接纳、不评判的态度为例:

护士小孙:"接纳的态度,是帮助患者接受情绪的合理性,如面对癌症抑郁的患者,我们会和她说,你看起来心情比较低落,确实,谁经历这个事,都很难承受。能说说你的担忧吗?"

3. 好奇(curiosity)与理解(understanding):心怀好奇就是视患者为其"疾病专

家",认真地倾听患者的疾病叙事,探询:他/她为何成为现在的"他/她"? 怎样的经历造就了现在的"他/她"? 尝试从故事中去理解患者。带着对患者患病体验的好奇去了解他/她们的生活体验和生活世界。

护士小邱:"心怀好奇就是将患者看成是他疾病的专家。很多时候我会问患者,你发病的经历是怎么样的? 他就会详细地跟你讲。其实就是让他讲出患病过程、内心的纠结,让他告诉我他的故事,告诉我他的家人对他生病的态度等,这样彼此的关系就建立起来了。"

二、通过沟通传递知识

此处的知识指患者的疾病相关知识。实践证明,获得良好信息支持的患者及其家属,多因达成较适宜身心状态而对医护人员的专业性充满感激,而未获得重要事件信息支持的患者群体及其家属则易陷入焦躁不安的情绪状态,对医护人员缺乏安全感和信任感。从效价医学视角看,疾病诊疗护理相关知识的缺乏会导致患者对其现存状态的误解,很多时候,患者的情绪及心理问题源于其疾病相关信息的缺乏。护士若缺乏必备知识,会阻碍护患沟通的各个环节。

护士的知识结构是否满足患者对解释的需要,是影响护患沟通的重要因素。临床调查发现,约80%患者对解释信息有高度期待,但60%的患者并不表达这种期待,或实际上患者自身也未主动努力获取信息。30%的患者因未能满足信息需要而离开医院。只有约50%的患者真正知道诊断,30%多一点的患者知道治疗措施。病情越重,患者越不知情。在得到很好指导的患者中,依从率为52%;在缺乏指导的患者中,依从率只有29%。

护士与患者及家属"健康信念模式"之间的互动也很重要。护士需评估:① 患者是否认识到病情的严重性;② 患者是否对治疗措施正面作用有足够乐观的判断;③ 患者是否在期望正面收获时能接受费用和耐受不良反应;④ 医疗护理团队是否给人一种有能力、热情投入的形象,并且具体地给予每位患者干预建议;⑤ 护患之间的"疾病理论"是否一致,不一致性有无澄清、沟通。

临床护士具备的专业知识,需要通过沟通传递给患者,才能在患者心目中树立起专业形象,夯实信任纽带。如护士小孙表示:"如果你只给他打针吊水,从来都不去跟他交流,传递疾病相关信息,他可能不会太信任你。你只需每天查房或做治疗时跟他说几句话,他可能就会觉得你特别好。如果你对他做的治疗都是很负责、很好的,但你没有把信息传递给患者,他不会知道你很关注他、关心他或是很努力地在为他想办法。"

在给予信息支持时也需要关注以下焦点问题:① 理解患者所关心的问题,并给予明确的信息反馈;② 语言通俗易懂,避免过度使用医学术语;③ 清楚地向患者提供信息咨询。因此,欲使护患沟通达到治疗效用,护士需具备医学、护理学、心理学、社会学等综合性知识。

三、护患沟通技术

沟通技巧是使护患沟通迅速、顺利完成的要点,缺乏沟通技巧者可使护患沟通充满障碍。有效的沟通技巧是展示良好个性品质的行为方式。护患沟通实践中,沟通技巧具有很强的实用性和可操作性。具体沟通技巧将在下节详细讲述。

第二节　护患沟通技巧

护患沟通看似寻常,其实沟通过程中涉及很多技巧,若能熟练运用,则有助于形成融洽温暖的护患关系,并为进一步实践心理护理奠定良好基础。本节重点阐述护患沟通技巧。

一、倾听

(一) 有效倾听的技巧

倾听是心理护理临床实践最基本的技能。在患者评估及干预环节,都涉及倾听。有效倾听并非易事,有统计表明,仅10%的倾听者能做到有效倾听,达到有效倾听须注重如下技巧。

1. 专注与在场:即全身心投入到护患沟通中,保持目光接触、身体的接纳姿态和面部投入的表情状态,避免东张西望、频繁看表等动作。

2. 适时沉默:不轻易打断患者的叙说,让患者有时间和空间去思考和讲述故事。

3. 适当反应：如倾听患者说话时，可轻声地以"嗯""是的"等表示正接收对方所述内容，并希望听他继续讲下去。

4. 仔细观察患者非语言行为：非语言行为往往可以传递更丰富的信息，有助于护士理解患者的真实想法和情绪情感状态。

5. 避免评判：在倾听过程中避免进行判断（如批评、命名或标签、诊断、赞扬、评价）、给予方法（命令、威胁、说教、过度/不恰当的质疑、建议）。

（二）倾听的"四耳"模型

德国心理学家弗里德曼·舒尔茨·冯·图恩（Friedemann Schulz von Thun）提出了著名的沟通中的"四耳"模型，即在人与人之间的对话中，可听到 4 个层面：① 事实内容：谈话的主题；② 关系：说者对听者的表述体现的是哪种关系（尊敬、讨好还是控制）；③ 自我表露：有能力的、无助的还是生气的；④ 指令或呼吁：想要听者做什么。在沟通过程中，护士可尝试从这四个层面理解患者的话语。大家可以练习从这四个层面理解患者想要表达的内容。

二、非语言沟通技巧

人际沟通中主要通过观察对方的非语言行为判断对方的态度，擅长运用非语言行为，是体现沟通技巧的关键环节。在沟通过程中，非语言信息比语言信息占有更多的比重（交流中信息传递比例：声音传递信息 38%，内容传递信息 7%，非语言传递信息 55%）。常见非语言表达方式包括：面部表情、目光接触、身体姿势、沟通距离和触摸。

1. 面部表情：面部表情是沟通双方判断对方态度、情绪的主要线索。护患沟通中，护士合理地控制其面部表情，能有效地促进护患关系。护士表情与患者情绪体验趋于一致，患者会因护士的理解而欣慰。研究表明，恼怒、愤懑面容让人不信任，愉快神态可增强信任感，所以医护人员若是不该笑、笑不出，最好保持中性表情。

2. 目光接触：护士与患者的目光交流，可产生许多积极效应。如镇定的目光，可给恐慌的患者带去安全感；热情的目光，可使孤独的患者感受到被关爱；鼓励的目光，可使沮丧的患者重建自信；专注的目光，可使自卑的患者感到被尊重。

3. 身体姿势： 身体姿势既包括容貌修饰、衣着打扮、风度仪表等静止姿势，因而沟通中，护士应尽可能表现出整洁及专业的形象。身体姿势也包括手势、体态等动态姿势。当人们谈话时，即使还没开口，其内心的感觉，就已通过肢体语言清清楚楚地表现出来了。听话者如果态度封闭或冷淡，说话者很自然地就会特别在意自己的一举一动，比较不愿意敞开心胸。如果听话者态度开放、表现出浓厚兴趣，表明他愿意接纳对方，很想了解对方的想法，说话的人就会受到鼓舞。促进沟通的肢体语言包括：自然地微笑，不要交叉双臂，手不要放在脸上，身体稍微前倾，常常看对方的眼睛，点头等。

4. 沟通距离： 护患沟通距离需根据患者的性别、年龄等因素因人而异，对老年患者或患儿可近距离沟通，以示亲切和尊重；但年轻护士与同龄异性患者的沟通距离则不宜太近，以免引起误解。常规护患沟通中较适宜的人际距离是 45~122 cm，在此区域内进行友好的谈话和讨论也非常自然。

5. 触摸： 必要、适宜的触摸，也是积极有效的沟通方式。触摸可满足某些患者的特殊需求，使患者感受情感支持与关注。真诚地应用触摸，可让患者感觉到护士对他的共情。就像眼神接触一样，刚开始尝试触摸可能有一定困难，可能要花费较多时间练习，才能学会不侵犯患者的私人空间。试试捏捏对方肩膀，擦擦眼泪，或把手放在对方的胳膊上。常抚摸婴幼患儿，可消除其"皮肤饥饿"，使其产生安全感和促进身心良好发展。定期为长年卧床的患者按摩，会使其愉快、舒适，体会到人间真情，更加珍惜生命。触摸疗法也叫治疗性触摸（therapeutic touch），由美国纽约大学护士学校的多洛斯·克里罗（Dolores Kreiger）博士首创，医生或护士通过手的触摸使患者与医护人员之间产生亲切感。当人得到抚摸后，会下意识地激发体内抑制系统，同时使脑分泌出更多的脑啡肽和内啡肽，这些物质能缓解疼痛，使人感到兴奋，并通过人体传导系统输送到全身的各个部位，起到一定的保健和治疗效果。研究证实，触摸治疗可降低住院患者的焦虑水平，减少患者胸腹术前焦虑、头痛，以及术后疼痛感知体验，促进手术伤口愈合。研究表明，医护人员与患者间的触碰能潜在地激发各种有益变化，使患者更多地袒露自我、更好地接纳自我，建立起更积极的医患关系等。下面以一个真实的案例说明触摸对患者心灵的影响。

案例：触摸的力量

　　Amanda 已经 40 多岁了,她一直珍藏着一张有 40 年历史的老照片,照片里一名护士正在温柔安抚着一个女婴。这个女婴就是 Amanda。当时,她才 3 个月大,她的身体严重烧伤,在接受完治疗后,护士一直把她抱在怀里悉心呵护。在护士的怀里,全身都被包起来的小婴儿不哭不闹,特别乖巧。后来,这几张照片被收录在医院的年度报告里,代代流传。照片下面没有标明护士的姓名身份。护士后来离开了这家医院,她的身份也渐渐被人淡忘。小女婴的家人也收藏了这几张照片,因为烧伤留下的伤疤,她小时候饱受嘲讽欺凌。难过的时候,她就会翻出这几张照片向照片里的护士倾诉,心情就会平复下来。对她来说,这张照片有一种安抚人心的力量,让她觉得很有安全感。这名护士已经成了伴她成长的力量。长大之后,她一直想要找到照片里的护士,想还给她一个拥抱,亲口说一声谢谢。Amanda 已经年近 40 岁,在苦苦搜寻多年无果之后,她把照片发布到了 Facebook 上,想试试能不能借助网友的力量找到这名护士。在不到一天的时间里,这名护士被找到了!当地的一家电视台安排了这两人见面,她们紧紧相拥,Amanda 终于能亲口对护士说一声:"谢谢,你不但是当时拥抱着我的白衣天使,还是我这一生成长的心灵守护天使。"女护士叫 Berger,当年她才 21 岁,她说:"小婴儿们通常做完手术都会哭闹,但当时的 Amanda 在自己的安抚下特别平静,这表示她很信任我。我不知道有多少护士能被自己照顾过的患者记得,在知道 Amanda 这么多年一直惦记着我之后,我感到很荣幸。"

三、促进患者表达的技巧

　　语言沟通是临床护士收集资料、建立关系、解决问题的最主要方式。临床上,有些患者并不善于表达他们的需要和想法,为使沟通顺利进行,护士需掌握一些促进患者表达的技巧。

　　1. 掌握开放式谈话,避免封闭式谈话：交谈过程中,要了解患者的需求、体验及感受等,尽量选择开放式谈话;需核实或澄清患者某些反应时,则可使用封闭式谈话。

　　临床情境：如果有位患者告诉护士说:"我头痛。"护士回答:"吃片止痛片吧。"这样，关于头痛问题的谈话就无法继续下去了，这种谈话就是封闭式谈话。如果护士这样说："怎么个痛法，什么时候开始的？"这样谈话就不会终止，患者在谈话中会提供更多信息，这就是开放式谈话。如一位第二天即将做手术的患者对护士说："我有点害怕。"护士答："给你做手术的是我们科最好的医生，而且是在全麻下进行的手术，您不用害怕。"谈话就这样中止了。这位护士可能很想安慰患者，但她缺乏语言沟通技巧，采用了"封闭式"谈话，结果患者的情绪表达被中断了，护患沟通也无法深入进行。

2. 反应技术：反应技术通常包括情感反应和内容反应。前者指在倾听中适时澄清讲述者所述事件背后隐藏的情绪，推动对感受相关内容的讨论；内容反应指全部或部分复述患者所表达的内容。关于内容/情感反应举例如下。

临床情境：某糖尿病患者："别人都有痊愈的希望，而我的病永远不可能治好。并发症越来越严重，我失去的也越来越多。我不能照顾父母，也不能照顾孩子，我已精疲力竭，沮丧绝望。"

就患者语言表达内容的回应："你认为自己失去的越来越多，不只是身体健康，还包括作为女儿和母亲的角色功能。"**就患者语言表达的情感回应**："与糖尿病的多年抗争让你身心疲惫，不能照顾家人，这种功能丧失让你很绝望？"

3. 适时的沉默：有时护士的沉默比交谈更令患者感到舒适与温暖，尤其当患者叙说其个人感受、体验及疾病影响时，沉默给了患者叙说的空间。患者会感到护士很能体会其心情，在真诚地倾听他们的故事，尊重他们的感受。

4. 由缺陷取向转向资源取向：与患者沟通实施心理干预时，不要只盯着患者讲述的问题及困扰。倾听中，还要关注患者言语中的蛛丝马迹，找到其闪光点或具有力量的部分，当他陈述疾病痛苦时，肯定其与疾病斗争的勇气，当其害怕拖累家人时，赞扬其善解人意、替他人着想的品质等。

5. 同理心或共情的表达：同理心、同感、共情、通情达理（empathy）由人本主义心理学家罗杰斯提出，指人们体验别人内心世界，就像是自己的内心世界一样的能力。护士的共情通常包括三方面含义：① 通过患者言行，深深代入对方去体验其情感与思维；② 借助知识和经验，把握患者体验与其经历及人格的关系，深刻理解患者心理和具体问题的实质；③ 运用咨询技巧，把自己解读的来访者内心体验准确地传达给患者。

在临床护理中，护士要从患者角度，正确感知并准确识别患者情绪和情感状况，以期更好地理解患者，最终形成有效护理干预，达成满足患者躯体需要、减轻其心理痛苦的能力。护士的共情包括：① 共情感知（感知患者的情绪和情感状况）；② 共情表达（表达对患者情绪和情感状况的理解）；③ 患者感知（即患者认识到护士的理解）。

怎么做才是共情？护理学家特蕾莎·怀斯曼（Teresa Wiseman）提出共情四要素：① 接纳他人的观点；② 不去评判和指责；③ 看出对方的情绪；④ 尝试与其交流。请大家通过实践去理解共情和同情的差异，并结合案例体会如何在沟通中表达共情。

案例：患者张阿姨，一个月前诊断为肺癌，关于疾病的诊疗，她内心有很多顾虑。在此可以体会一下，对同一问题，直觉性回应与同理性回应的差别（表1-1）。

表1-1　直觉性回应与同理性回应的比较

患 者 的 话	护士1直觉性回应	护士2同理性回应
真没想到自己会患上绝症	既然已经明确诊断，我们就只能去面对它	这意想不到的打击令你无法接受，我明白你内心很痛苦，不愿接受，但又无可奈何，你希望这不是真的，可又绝望……
我害怕化疗	不用害怕，我们有止吐药！	我相信当人们第一次化疗时会感到害怕。告诉我，您具体害怕的是什么？
如果化疗不管用怎么办？	那么我们就停药	您担心肿瘤会继续扩散？我们来聊聊您的担心
我还能活多久？	统计学上来看您还能活……！	对您来说，这意味着什么？对您来说知道这些的最重要原因是什么？

四、护患沟通中护士的自我觉察

有些护士常常会遇到一些很难沟通的患者或家属。即使十八般武艺都用上，也无法化解冲突，从而陷入一种无力感。人的安全感及人际信任程度往往与其童年的经历密切相关，需要用心理学头脑审视复杂的护患关系。

1. 觉察移情和反移情的影响：移情是精神分析中的一个用语，指患者无意识、自动地将过去对其他重要关系人产生的情感迁移到与之互动的护士身上；反移情则是指护士把过去产生的无意识冲突放到患者身上。医院情境下，患者对护士移情和护士对患者反移情的现象均较常见，以下用两个案例说明。

患者对护士移情：一位抑郁症患者因长时间住院和护士的照顾而开始产生强烈

的感情依赖,经常想与护士单独相处,频繁地向护士表达爱意和感谢之情。

护士对患者反移情:护士小张从小由奶奶带大,奶奶是她生命中最亲的人。几年前,奶奶生病去世,由于多种原因,奶奶临终前没能赶到奶奶身边的她一直心怀愧疚。她在老年科工作,对患者非常亲切,但每次面对年老患者去世,她都会心怀愧疚,觉得自己没有照顾好患者,悲伤难过。

2. 觉察患者人格对沟通的影响:现实沟通中,会遇到一些难于沟通的患者或家属。此时,需要护士有一双慧眼,觉察到沟通对象可能存在一些特征性的人格,阻碍沟通的顺利进行。不同的人格特征会呈现出不同的人际互动模式,下面列出几种常见异常人格。

分裂样人格:具有这类人格的人敏感多疑。他们总是妄自尊大,而又极易产生羞愧感和耻辱感。他们多疑并始终提防别人欺骗或捉弄自己,结果会让旁人觉得很难与其相处,甚至觉得他们不讲道理。

依赖型人格:非理性依赖他人,生活靠别人供给,听凭他人支配。被动、屈从、怯懦、贪婪、轻信。具有此性格者的人生信条是"一切依赖外界",当其"供应来源"受到威胁时,他便感到焦虑不安。

偏执型人格:表现为固执,敏感多疑,过分警觉,心胸狭隘,好嫉妒;自我评价过高,体验到自己过分重要,对挫折和失败过分敏感,如受到质疑则出现争论、诡辩,甚至冲动攻击和好斗等表现。

与人格障碍患者的交往非常具有挑战性,这些患者往往情绪不稳定、易冲动。在与这类患者沟通时,要以平等、尊重和耐心的态度对待患者,并保持专业的沟通。如确定患者的需要和期望,以便有针对性地为患者提供服务和支持;保持明确的边界和规则,与患者沟通中哪些行为可接受,哪些行为不可接受,并在必要时制订相应的处置措施;当患者表现出挑战性行为时,护士需掌握一些有效的应对技巧,如通过提供情绪支持、使用非暴力沟通技巧、引导患者控制自己的情绪等。

第三节　护患沟通模式

模式是指从不断重复出现的事件中发现和抽象出的规律,对客观事件的内外部机制的直观、简洁的描述,它是理论的简化形式,是解决问题的经验总结。护患沟通模式可视为临床特定情境下护士的一种工作模式。

一、非暴力沟通模式

(一) 非暴力沟通定义

美国著名心理学家马歇尔·卢森堡(Marshall Rosenberg)博士提出的"非暴力沟通"(nonviolent communication,NVC)也称"爱的语言"或"长颈鹿语言",其以观察、感受、需要和请求为沟通四要素,构建语言交流的桥梁。NVC 可避免沟通中隐藏的语言暴力,鼓励真实表达自己和努力倾听他人,避免指责、说教、嘲讽、臆断等沟通不当所致伤害、隔阂和对立;用感受替代评判,用请求替代命令,用温和而有效的方式与患者交流,可有效化解护士与患者间的冲突,在护患间架起爱与尊重的桥梁,为护患提供了一种新的沟通方式。

(二) 非暴力沟通四要素

1. 观察:观察正在发生的事情,说出观察结果,不加以评论、评判,强调要区分观察和评论。将观察、评论混淆,易导致人们反感,甚至产生逆反心理。

举例:针对患者的饮食问题,应陈述为"你最近两天没有坚持清淡饮食",而不是说"你太不听话了,又不按营养师的指导饮食"。

2. 感受:要求能识别和表达内心感觉、情感状态,强调区分感受和想法的重要性。掌握并正确运用感受词汇,如高兴、开心、喜悦、温暖、焦虑、害怕、着急、担心等。表达感受时,示弱有利于解决冲突,可避免因维护自身权威而导致患者的逆反心理。在护患沟通中可优先表达对方的感受,再表达自己的感受。

举例:"您现在是不是比较担心?我也挺焦虑的,因为我希望能马上帮助您。"示弱:"不管什么原因导致您的不满,我都觉得挺遗憾,在此表示歉意。"

3. 需要:表达自己的需要及导致的感受,努力倾听对方的需要,体会与正发生的事情相关的需要,是否得到满足。批评往往暗含期待,如果通过批评提出主张,容易导致人们的申辩或反击;而直接说出需要,反而容易得到对方的积极回应。

举例:表达自己的需要和感受:"您拒绝检查胎心,我觉得不踏实,因为我希望您和胎儿都是安全的。"指责他人:"你拒绝检查胎心,胎儿真出了什么事,有你后悔的时候。"

4. 请求：当需要未得到满足时,可适时适度地表达具体、明确的请求。区分请求和要求。提出请求时应尽可能用具体的描述,而不是用抽象的语言,越具体就越有可能得到希望的回应。在别人不理解自己表达的意思时,更应清楚地表明自己的期待。表明"要什么",而不是"不要什么",而且是请求而非要求。

举例：*"您能否待在病房以便我们能定时监测您的生命体征情况呢? 以此保证您的安全。"而不是命令句"你不要离开病房"。*

二、标准化沟通模式

标准化沟通模式可保障医护人员之间进行安全有效的交流,减少或消除由于沟通遗漏所致的安全隐患,保证患者信息及时、完整地传递,确保患者的安全,减少医院不良事件的发生,为医院安全管理提供保障。以下结合案例介绍 SBAR、AIDET 及 CICARE 3 个标准化沟通模式的实践过程。

(一) SBAR 沟通模式

1. SBAR 沟通模式构成：由现状(situation)、背景(background)、评估(assessment)、建议(recommendation)组成,分别表示目前发生了什么、什么情况导致的、我认为问题是什么、应该如何解决这个问题。SBAR 常用于交接班或患者转运交接(医护沟通或护护沟通)时的信息传递。作为规范报告的沟通工具,能有效规避交接、沟通过程中各类信息的遗漏。SBAR 标准沟通模式可加强护士对患者整体情况的了解,提高护士对病情的观察总结能力,确保在交接时条理清晰,内容全面,重点突出。

2. SBAR 沟通案例情境(急诊患者向病房转运交班)：① 现状(S)：患者张先生,男,60 岁,于今日上午 10 点突感剧烈胸痛,持续不缓解,伴大汗、恶心、呕吐。120 急救中心接诊后,初步判断为急性心肌梗死,立即转运至我院急诊科。到院后,患者胸痛持续,心电图显示明显 ST 段抬高。② 背景(B)：张先生既往有高血压、高血脂病史,长期服用降压、降脂药物。父亲有冠心病病史。入院前一周,患者自觉活动耐力下降,但未予重视。③ 评估(A)：患者目前生命体征：体温 36.8 ℃,脉搏 95 次/分,呼吸 22 次/分,血压 140/90 mmHg(1 mmHg=0.133 kPa)。疼痛评分：8 分(重度疼痛)。心肌酶谱：肌钙蛋白 I 明显升高。心电图：$V_1 \sim V_3$ 导联 ST 段抬高。④ 建议(R)：鉴于患者目前病情危重,建议立即启动急性心肌梗死急救流程。紧急联系心内科医生会诊,准备行冠状动脉造影及可能的介入治疗。密切监测患者生命体征及心电图变化,随时准备处理可能出现的并发症。与患者家属沟通病情,告知治疗方案及可能的预后。

(二) AIDET 沟通模式

1. AIDET 沟通模式构成:由问候(acknowledge)、自我介绍(introduce)、过程(duration)、解释(explanation)、致谢(thanks)5 个关键词首字母构成。整个沟通围绕这 5 个关键词建立 AIDET 沟通程序及标准用语。此模式已在护患沟通中广泛应用,并被证实能明显提高患者满意度。在 20 世纪 90 年代末,美国最先将 AIDET 沟通模式在 Baptist Memorial 医院使用,通过调查发现,患者的满意度从 40% 上升到 90%。国外多项研究显示,将 AIDET 沟通模式用于培训医护人员,既提高了他们对患者以及家庭的照护能力,又提高了患者对医疗活动的满意度。

2. AIDET 沟通案例情景(护士采血时):① 问候(A):保持温和的态度,积极问候患者;② 介绍(I):护士进行自我介绍,包括自己的姓名,有时可将自己的工作年限、职称等告知患者,可显示自己较有经验,以取得患者信任;③ 过程(D):向其讲解采血准备及注意事项,告知检查所需时间,减少患者的不安感,询问患者过往是否有晕针、晕血及低血糖情况;④ 解释(E):讲解采血的原因、采血量及配合事项,消除患者紧张等负性情绪,同时耐心解答患者疑问,辅助患者深呼吸稳定情绪,使其保持积极主动的配合心理,嘱咐患者若出现不适及时表达;⑤ 致谢(T):感谢患者的配合。

(三) CICARE 沟通模式

1. CICARE 沟通模式构成:由接触(connect)、介绍(introduce)、沟通(communication)、询问(ask)、回答(response)、离开(exit)6 部分组成,该沟通模式推行于美国医疗机构,以流程为导向,指导护士利用治疗、护理时间,通过循序渐进、环环相扣的 6 个步骤与患者沟通。

2. CICARE 沟通案例情境(护士给做胃镜的患者进行健康宣教时):① 接触(C):以"先生/女士你好!"等礼貌性语言打招呼,并核实、确认患者的身份信息;② 介绍(I):主动向患者介绍自己的姓名,并简单说明自己的职责范围;③ 沟通(C):向患者讲解胃镜检查的相关知识,告知注意事项与检查流程等,沟通中根据患者听力和理解力情况适当调整声音强度和语言速度,讲解中注意观察患者的情绪反应,通过短暂停顿和重复帮助患者深入理解重点问题,沟通中尽可能避免使用专业术语;④ 询问(A):沟通中围绕健康教育的知识点、检查中需要患者配合和注意的方面,询问患者有什么困难和需求需要护士协助解决、对告知的内容有什么不理解、对检查有什么担忧或有无要特别说明的问题(如疾病、意见、建议、要求等),询问时要语气柔和、态度和蔼,积极营造轻松愉快的交流氛围;⑤ 回答(R):护士对患者的需求、观点、诉求、问题逐一做出专业解答;⑥ 离开(E):通过沟通、询问、回答等环节,并确认患者尚无需要做进一步解释、说明和解决的问题后方可离开,离开前要使用"先生/女士:您如还有不解或需要解决的问题时,请您随时告诉我们"等礼貌性语言。

第四节 护患冲突与冲突的降级沟通

护患冲突是医患冲突的一部分,其成因复杂,涉及多种因素的影响。我国护理心理学学者刘晓虹教授认为,引发护患冲突的因素有很多,但均可归结于患者"需要与满足"的冲突,并将护患冲突归结为常见的 7 种类型。

一、常见护患冲突类型

1. 期望与现实的冲突:一个是患方对治疗效果或手术效果有过高的期待,当治疗或手术后没有达到他们的期待时,期望与现实的落差往往让患者或家属滋生失望和愤怒等负性情绪,从而导致护患冲突。二是"白衣天使"的美誉在社会上广为流传,许多患者以此勾画出了较理想的护士职业形象。三是传统医疗活动强调医护人员"无私奉献"的道德性义务和职业荣誉,在医疗体制改革和个体权益张扬的时代,医护人员回归"世俗的人"的形象。当有患者认为个别护士行为与其过高期望值距离较大时,患者会产生不满和抱怨等。四是有些患者由于经济水平偏低,面对较高的医疗成本,往往产生较大的经济压力,患者想用最好的药与最好的治疗来治愈疾病,但由于经济基础的限制而力所不及,造成患者困惑与无奈,表现出各种负性情绪和不满,即出现不同程度的护患冲突,如有患者对个别护士采取不合作态度,还有患者表现得比较冲动甚至言行过激。医院作为一个提供医疗服务的特殊行业不等同于病患心中传统的服务行业,在"顾客就是上帝"这一心态的影响下,病患很容易陷入自我权利放大的误区,觉得自己付了钱就可以指挥甚至让医生、护士都为自己服务,稍有不满,就借投诉的名义抗议医护人员服务态度差。

2. 休闲与忙碌的冲突:护士一旦步入工作岗位,每天需服务大量患者并处理各类烦琐、庞杂的事务。随着优质护理服务的不断推进,护士数量相对于患者数量的不足更显突出,护士"忙碌"程度非同一般。而患者则相对处于专心治病养身、看似"休闲"的状态,同时疾病给患者带来的巨大压力让他们的注意范围变窄,全部注意力都在自身的症状体验上。当个别患者急需护士帮助与护士工作安排冲突时,一方面患者可因其需求未得到及时解决而对护士产生不满,指责护士不尽责;另一方面个别护士因其身心疲惫、忙累而对患者失去耐心,抱怨患者不懂体谅。若此时护士自恃有理而不能宽心对待身心失衡的患者,则冲突往往会就此发生。

3. 伤残与健康的冲突:患者因为疾病或伤残,而滋生愤怒、沮丧、怨天尤人等情绪,部分患者会将其伤残的恼怒迁移至与其接触最频繁的护士身上。如有车祸创伤患者描述自己在住院期间的心理体验:"就像是心里有一团火,谁靠近我,我就想去烧谁。"此时,护士若不能识别患者正处于情绪激越状态,欲强行实施护理计划,则可能会出现护患双方各执一词、互不相让的紧张氛围,甚至引发较激烈的护患冲突。患者和医护人员应该是为了患者能够早日康复这一共同目标而努力的,当患者受到意外创伤后,其受害者心理特别需要关注,而医护人员未能察觉到情绪冲突在升级,就容易引发争执。

4. 外行与内行的冲突:孔详金等进行的一项关于医患冲突的调查显示,对医患冲突产生的患方原因的看法中,患者及家属认为"医学知识缺乏、不理解疾病治疗的风险性和复杂性"的比例最高(49.6%),其次是"对医院和医生缺乏信任"(20.9%)。而在医护人员看来,"对医护人员不信任、有偏见"的比例最高(40.0%),其次是"因医学知识缺乏、不理解疾病治疗的风险性和复杂性"(25.2%)。可见,护患双方关于疾病认知上存在外行与内行的差异,这也是导致护患冲突的主要原因。患方对疾病知识了解不多,所提问题往往是护士眼中无关紧要、简单或零碎的"枝节问题",护士则因职业角色的缘故,对这些问题早已司空见惯,繁忙之余不能设身处地地体谅患者渴望康复的急切心情,对患者的反复提问缺乏耐心,或懒于解释,而引发冲突。

5. 依赖与独立的冲突:此类冲突常发生于患者疾病恢复期,患者经过较长时间的病程,已适应被照顾者角色,对医护人员依赖心理显著增加,显示为患者角色强化。

在此期间,护士应遵循现代医学照护及奥瑞姆自护理论,帮助患者树立独立意识,尽早参与到疾病管理当中。若护士不能就疾病角色习惯化及护理工作模式转变与患者充分沟通,其帮助患者良好适应的良苦用心不仅难以被患者接受,反而会使患者产生误解,导致护患冲突。

6. 偏见与价值的冲突：患者来自社会不同阶层,在部分患者眼中,护士是照护人的职业角色,就是"打针发药"的服务者角色,他们会把这种偏见带入到护患互动中,言语中缺乏对护士专业性的尊重和认可。而部分长期受职业价值困扰的护士对他人的消极评价特别敏感、反感,很容易就此与患者当面对质,导致护患冲突。

7. 制度与己欲的冲突：医院为更有序地保障患者诊疗秩序,制定了各种管理制度,但服务于患者的制度难免与患者个人愿望冲突。如医院探视、陪护制度,常与某些患者及家人意愿相抵触。护士作为医院管理制度的主要执行者,较易成为患者不满医院规章、制度的焦点。特别是当班护士会感受到两头受压的苦恼,一面是患者及家属的不满,一面是医院管理者的要求,若处置不当,易导致冲突。

二、护患冲突的化解技巧

面对护患冲突,护士需要冷静分析冲突原因,作为护患关系的主体,应从责任与义务角度,体谅和理解患者不稳定甚至病态的心理和情绪,使用冲突降级等措施,化解常见护患冲突。

(一) 情绪着陆技术

着陆(grounding)技术可用于帮助护士自我情绪控制,也可用于指导临床上情绪激动的患者或家属调控情绪。着陆技术可以将接受干预者带入此时此地,主要目的是连接其大脑、身体和现实世界,让接受干预者与负性感受保持一种健康的距离。临床常用的情绪着陆技术包括以下几种。

1. 深呼吸：是情绪控制的常用方法,也是自我放松的好办法,可控制情感,缓解焦虑情绪。具体步骤如下：首先选择让自己舒适的姿势,轻轻地闭上眼睛且维持正常呼吸。鼻子吸气时,缓慢数1234,呼气时也是如此。整个过程中需把注意力集中于呼吸,感受肺中充满空气和排空的感觉。专注呼吸,使得呼吸集中且缓慢,这样能转移注意力。

2. 渐进性肌肉松弛：即通过逐渐放松身体各个部位的肌肉帮助放松和调节情绪的技术，可使用逐渐放松或逐渐收紧肌肉的方法，帮助个体意识到身体的紧张和放松状态。

3. 关注身体感受：通过关注当下与身体联结的感受，转移注意力。① 通过触觉与身体联结：如用凉水浇手，若情绪非常强烈，请紧握冰块；或在头/脸上敷一块凉毛巾，冰袋敷眼 30 s。用脚后跟抵住地面，让脚后跟"着陆"，当这样做的时候，请注意感受脚后跟的拉力。② 通过视觉与身体联结：环顾房间，仔细注意你看到的 5 样东西。③ 通过听觉与身体联结：仔细倾听你能听到的各种声音，如时钟的滴答声、空调的嗡嗡声、自己的呼吸声等。

4. 蝴蝶拍：也称蝴蝶拥抱技术，该技术就像蝴蝶一样，拍打着翅膀，又像在自己拥抱自己、安慰自己，可促进心理和躯体恢复，并使情绪进入一种稳定状态。具体步骤如下：① 放置双手：双臂在胸前交叉，右手放在左上臂，左手放在右上臂，轻轻抱住两侧的肩膀。② 拍动双手：双手轮流轻拍自己的肩膀（可以从左侧开始，也可以从右侧开始，采用自己最自然、最习惯的方式即可），左一下右一下为一轮，速度尽量放慢，轻柔地拍打，轻重以自己感觉舒适为准，4～12 轮为一组。③ 留意思绪和感受：当一组结束后，缓慢深呼吸，留意你的情绪和感受，此刻，你在想什么？脑海中有什么样的景象？你听到了什么声音？闻到什么气味？④ 审视自己的想法、感受，不去评判。把那些想法、感受看作天上飘过的云彩，一朵云彩来了又去了，操作者只需静静地目送，不去评价其好坏。如果好的感受在不断增加，可继续进行下一组蝴蝶拍，直到情绪完全平复。

（二）其他常用方法

1. 换位思考：站在对方的角度想象对方的想法，同时引导对方站在自己的角度体谅自己的行为。

2. "震撼"教育：讲述可能产生的不良后果。当面对患者及家属的不合理需求时，可向其讲述对抗后违反制度产生消极影响，不利于双方的预期结果。

3. 冷处理法：当矛盾激化、冲突双方失控时，选择将矛盾控制住并暂时搁置，待冲突双方冷静后，再解决矛盾的方法。

4. 焦点问题解决：强调如何解决问题，而非发现问题原因，以正向、朝向未来、朝向目标的积极态度寻找解决方案，缓解医患紧张关系。

5. 转移注意力： 让对方先转移问题中心通过产生安全感和依恋，借助外界物品来分散注意力，平复情绪。

三、护患冲突情境与降级沟通的案例

以下为发生在儿科的护患冲突案例，案例中的护士长示范了如何平复患者与家属情绪的技巧，供读者参考。

案例源自一家三级儿童专科医院的外科病房，住院患儿大多需要手术，因围手术期禁食、卧位等原因及原基础疾病的影响，住院手术对患儿和家长的身心都是一种应激。

案例中的患儿，3岁，诊断为"急性阑尾炎"，行"单纯阑尾切除术"后返回病房，儿童疼痛行为量表评分（FLACC）6分。患儿哭吵不止，手足舞动，拒绝家长怀抱安抚，挣扎中将左手背静脉留置针挣脱，血流不止，患儿家长急忙按铃呼叫护士A。护士A为入职2年的护士，见状用棉球按住留置针眼处，并询问家长为什么患儿会挣脱留置针处的固定夹板，导致滑脱。患儿母亲告诉护士，自己一个人看不住患儿，患儿父亲去买玩具，稍后回来，并哭诉患儿流了好多血，自己一个人实在抱不动。

护士A让患儿母亲抱着患儿一起到治疗室进行静脉穿刺，临时医嘱中有500 mL电解质需要继续输注，护士B为年资3年的护士，负责静脉穿刺。由于患儿扭动肢体，大声哭闹，穿刺侧的肢体未有效固定导致穿刺失败。护士B让护士A进行穿刺，自己负责固定肢体。护士A找到患儿大隐静脉处穿刺，但推送留置针的过程未成功，第二针穿刺也未成功。患儿继续剧烈哭吵，拒绝家长安抚并开始呕吐黄绿色液体，母亲开始哭泣并不知所措，诉说患儿术前术后近10个小时未进食，不知如何是好。此时，患儿父亲回病房看到患儿病服上的血液和呕吐物，听患儿母亲诉说患儿连续穿刺两针未成功，开始斥责护士穿刺水平差、不关心患儿，导致留置针滑脱并拒绝静脉输液，威胁道"如果患儿术后出现并发症要找护士负责"，并拿出手机准备拍视频。哭泣的母亲、咆哮的父亲的声音充斥着病房走廊，护士A委屈地哭了，护士B连忙去找护士长。

护士长听闻争执声，让护士B去拿套干净的病号服帮患儿换上，拍拍患儿父亲的肩膀，让在走廊里的他一起进到治疗室，将其手里的玩具给患儿以分散其注意力；让患儿母亲去用温水洗把脸、擦干泪，在病房里休息会儿。同时护士长体恤地向患儿母

亲表达"妈妈照顾患儿辛苦了,下面可由父亲和护士轮换照顾患儿"。护士长请患儿父亲先坐下,告知他非常理解为人父母对小孩生病的心疼,不过如果家长情绪不能平复,患儿也哭吵,对解决问题不利,不如先冷静下来一起来解决患儿静脉穿刺的问题,并与父亲协商,请父亲固定患儿双腿,护士B负责患儿对侧肢体,由护士长寻找静脉并实施穿刺。

征得患儿父亲同意后,护士长开始扎止血带,一边寻找静脉一边宣教,告诉家长由于禁食时间长、呕吐等原因,患儿体液不足,静脉并不十分充盈,术后烦躁也是麻醉后的常见症状,各种因素导致刚才穿刺失败。可用患儿熟悉的儿歌、视频安抚患儿,度过这段时间,患儿就会逐渐平复。并将阑尾术后早期需要下床活动、饮食需要从饮水开始逐渐过渡等告知患儿家长。在寻找好静脉后,护士长让护士和家长一起配合确认固定好患儿再行静脉穿刺,共同完成穿刺任务。穿刺完成后,用夹板外包好棉手帕妥善固定好留置针,再三告知家长留置针固定期间的注意事项。

经过近半小时的处理,患儿渐渐恢复平静,患儿家长也不再情绪激动。护士长和护士A、护士B也一起复盘了整个事件的经过,为避免同类事件发生做了沟通技巧的总结。

(王艳波)

参 考 文 献

1. 刘晓虹.护理心理学[M].3版.上海:上海科学技术出版社,2015.
2. 马歇尔·卢森堡.非暴力沟通[M].阮胤华,译.北京:华夏出版社,2018.
3. 王晓洁,高红梅.SBAR标准沟通模式在我国护理工作中应用效果的Meta分析[J].护理研究,2018,32(13):2040-2047.
4. 于欣.医护人员心理保健手册[M].北京:中华医学电子音像出版社,2014.
5. 孔祥金,于占玉,王晓雯,等.医患双方对医患冲突及其影响因素认知差异的比较研究[J].医学与社会,2019,32(9):73-75,82.
6. 李秋萍.护患沟通技术[M].北京:科学出版社,2018.
7. 张悦.医患冲突根源及其化解[J].医学与哲学,2021,42(23):43-48.
8. 卫生部统计信息中心.中国医患关系调查研究[M].北京:中国协和医科大学出版社,2010.

第二章

巴林特小组在护患沟通中的应用

　　巴林特小组(Balint Group)起源于 20 世纪 50 年代,由精神病学家/心理分析师迈克尔·巴林特(Michael Balint)和他的妻子在伦敦创建。2003 年,巴林特小组由德国专家引入我国,2005—2008 年,同济大学和德国弗莱堡大学心身医学科联合开展了"Asia-Link"国际心身医学合作培训项目,由此巴林特小组的工作方法在我国落地生根。

　　多项研究证实,巴林特小组活动可显著提升医护人员的沟通能力,缓解其职业压力和工作倦怠感,提升其职业认同感。目前,我国多家综合性医院在提升医护人员沟通能力的培训中开展了巴林特小组活动,部分医院将"巴林特小组"作为常规培训项目,应用于医生、护士的规范化培训。

第一节　巴林特小组概述

　　巴林特小组是一种关注和促进医患关系、加强对医患关系理解的小组活动方式,其主要活动内容是一组医生与经过培训的主持人(多为精神科医生)一起定期开会,讨论其医疗服务过程中与医患关系相关的心理社会因素和自己的内心感受及困扰,通过小组成员提问、讨论、建议等方式,使医生获得成员的支持和理解,帮助医生提高其共情能力、自我觉察力和医患沟通能力,进而达成缓解医生的焦虑和职业压力,使医生更好地理解和帮助患者。自巴林特小组活动引入我国以来,鉴于其在改善医患关系、缓解工作倦怠方面的良好效果,应用领域也从医生群体拓展到护士群体,用于帮助临床护士理解复杂护患关系,提升护患沟通能力。护士是与患者日常互动最多的职业人群,工作中常遇到诸如"被患者或家属要求做被认为不属于职责范围内的工作、工作中的愤怒或挫折、无法帮助患者解除痛苦所致抑郁、与伦理道德的冲突等。巴林特小组利用团体的力量,从多元视角让案例报告者倾听系统中处于不同位置的同伴的声音,再现其与患者的互动过程,可帮助案例报告者消解负性情绪,促进职业认同。

一、巴林特小组的心理学理论基础

1. 系统论:系统论把研究对象看作一个系统,着重从系统的整体与要素、要素之间、系统与环境之间的相互作用中辩证地分析,揭示对象的系统规律。系统论是巴林特小组以讨论形式开展工作的理论基础,巴林特小组被视为一个扩展的家庭系统,通过组员的相互影响和相互作用,促使整个系统向稳定发展。

2. 客体关系理论:该理论的基本假设是婴儿一出生就获得了与母亲这一客体的关联,建立了原始的客体关系。为了应对与母亲的分离,婴儿会建立其他客体关系寻求满足和爱。巴林特认为,医患关系也是一种客体关系。在生物医学模式培养下,医生发展了一种"远离人、集中于病"的医学理念,将与患者的互动集中于疾病症状,给患者一种"远离"的感觉。但患者就诊时会认为他在向医生寻求帮助,期望从医生这一客体得到满足和爱。于是,患者将既往受挫的其他客体关系投射到医生身上,呈现在当下的医患关系中,对医生产生了焦虑或攻击。因此,巴林特提出了"以关系为中心"的医疗模式,认为医生需要重新认识医患关系,理解患者对医生的行为,理解自己的行为带给患者的影响。

3. 精神分析理论:巴林特小组引入精神分析中潜意识、意识的概念,运用小组的动力,借助移情、反移情、自由联想等技术,帮助医生识别潜意识对自己的影响,从而更客观地看待自己、患者和医患关系。巴林特小组为医生提供的安全、不批判的环境,也体现了精神分析中"容器"和"容纳"的概念。

4. 萨提亚家庭治疗:巴林特雕塑源于萨提亚家庭治疗中的家庭重塑和雕塑,其理论假设是医患关系会以压缩的隐喻(距离)形式被铭记于心,并以图像的形式储存。运用重塑、雕塑、隐喻等技术可使"医患家庭"从功能不良和紊乱的状态变为功能健全、良性运转、令人满意的状态。

5. 莫雷诺心理剧：巴林特小组的角色扮演和心理剧源于莫雷诺(Moreno)创立的心理剧(psycho drama)。组员扮演对医患关系产生影响的角色，暂时处于某角色的社会位置，按照他的方式和态度行事，促使组员对他人和自己原有角色产生新的理解，进而更有效地履行自己的角色。

二、巴林特小组核心假设

巴林特小组核心假设是医患间人际关系医学的核心，重点关注医患关系的处理。巴林特主张，医生应学会理解患者，理解医生的行为可能会对患者造成的影响，提倡医患间加强沟通，体现"以患者为中心"的医疗模式。通过巴林特小组活动，有助于全科医生较熟练地理解医患关系，更好地提高医疗服务技能和态度，减轻工作压力。现有研究表明，巴林特小组对缓解职业压力，提高医生工作满意度、医患沟通技能和共情能力，预防和减少医生的工作倦怠颇有成效。

巴林特小组不是专家会诊(会议)。巴林特小组的特点之一，是不给出问题的答案和解决问题的建议，即不告诉医生怎样治疗患者。巴林特小组并非给医生一个放纵自己的机会，去抱怨那些"不够理性或情绪难以自控"的患者，不是大家坐在一起"纸上谈兵"，也不同于通常的医生会诊。巴林特小组实践需达到如下目的：① 鼓励医生评价自己的人际关系运用技巧，并学习了解自己能力的限度；② 促进医生与患者间的沟通，以便有更深入的认知和理解；③ 让医生注意到自己与患者互动关系中的盲点。

通过巴林特小组活动，医生可以做到：① 能较好处理过去觉得无法忍受的患者；② 针对不同患者可使用各种面谈技巧；③ 善于应对患者施加给医生的压力，并能退后一步思考问题，重新了解患者的意思；④ 能比较客观地分析与患者谈话的过程，尤其着重思考自身对患者行为的反应是否恰当；⑤ 能采用较客观的思路理解过去认为患者不可理喻的行为。

三、巴林特小组在护理实践中的应用

2011年，中国巴林特联盟正式成立，其宗旨是推进和发展巴林特小组活动，提高广大医务工作者的自我服务能力。实践表明，巴林特小组也能帮助护士更好地理解患者,起到改善护患关系的作用。陈华等组织巴林特活动时,邀请护士和医院管理人员参与的结果表明:护士配合医生诊疗的态度较积极,行政人员制订规章时更了解医护人员,保障医护人员的基本权益。于清等最早将巴林特小组单独用于护士,使护士更好地了解患者的情绪,建立良好的护患关系。有研究表明,参加巴林特小组的护士认为,巴林特小组为其提供了安全、封闭的相互支持系统,提高了护士识别自身和患者情绪反应的能力,使护士学会站在中立位置思考问题,为护士提供处理职业困惑的平台,帮助其获得有效的应对策略,更好地了解和帮助患者。

2016 年以来,巴林特小组在护士中应用的文献数量大幅增加,研究主要集中在儿科、精神科、ICU、肿瘤科等,均为医院护士职业倦怠多发的科室及新入职护士等易产生心理压力的科室,取得了较好的干预效果。多个研究证实,与对照组相比,巴林特小组活动能显著减轻护士压力,提高其与患者交流的能力;显著降低急诊科护士的躯体化、人际关系、抑郁、焦虑等变量的评分;显著提高肿瘤科护士的共情能力,缓解其职业压力,促进肿瘤专科护士身心健康发展;显著改善夜班护士的职业倦怠,增强其工作动力,提高患者对护理的满意度。

四、巴林特小组的意义

1. 改善医患关系:巴林特小组的工作方式是设身处地以案例中角色的立场思考,并以第一人称视角发言,结合巴林特雕塑、角色扮演等多种手段,其目的都是启发医护人员对医患关系的创造性思考,寻找其他的可能因素,加深对患者情绪和行为的理解,在医患互动中做出恰当反应,提高医生处理复杂医患关系的能力,减少医患冲突。

2. 提高沟通能力:小组讨论的重点是医患之间的互动过程。通过观察模仿,学习人际交往技巧,可使组员充分认识到自己在沟通过程中忽视的细节与不足。巴林特小组以小组的形式进行,小组本身也是与人交往的场合。在参与团体活动的过程中,组员增强了处理人际关系的自信心,训练了多项面试技巧,全面提高了沟通能力。

3. 缓解工作压力:巴林特小组是互助式的团体小组,案例呈报者介绍其工作中遇到的困难与挫折,其他组员协助其分析问题的原因,共同寻找最佳的解决方案,使其感受到来自其他组员的情感支持,从而增强安全感,分担工作压力,减轻工作倦怠。

4. 减少负性情绪:巴林特小组的规则设置可保证组内是一个安全、温暖和封闭的环境,组员在叙述过程中,既能为无助、愤怒、焦虑、忧郁等负性情绪提供宣泄出口,又能接纳、理解个案,减少负性情绪。

第二节　巴林特小组的工作方法

巴林特小组工作采用和遵守一般小组工作方法,包括成员尽量固定、参与度尽量最大化、设置强调安全性等特点。理解"医患关系"是小组工作的核心任务。

一、人员及时间设置

一个巴林特小组通常由 8～12 名成员组成,其中有 1～2 名受过专门训练的组长。小组成员可以是各种类各专业的临床工作者,如不同科室医生、精神/心理科医生、护士及心理治疗师等。理想情况下,一个巴林特小组应拥有固定成员,成员连续、全程参加某小组的工作,都有机会作为案例提供者,并可提供正在进行的临床案例。

巴林特小组可按每周、每月或每季一次规律地开展工作,也可在约定时间连续多次进行工作,每次 1.5～2 小时。工作初始即设定好结束时间,所有参与者坐成一圈,每次小组工作讨论 1～2 个案例,以 1 个案例为宜。如此成年累月的定期会面不仅可以增加小组成员的信任感,也有机会呈现更多有挑战性的案例。

小组讨论应遵守下列规则: ① 保密:小组成员围绕个案展开的讨论仅限于活动期间,小组成员不能在非活动时间与其他成员交谈,禁用录音、照相、书写等方式记录讨论内容,不能泄露患者隐私;② 尊重:所有成员仅代表自己发言,认真聆听他人发言,相互尊重,不对他人发言进行评论或批评;③ 发言时不针对案例直接给出具体的建议和解决方案。

整个小组工作过程着重关注的是实际的医患关系,工作中使用整个小组成员资源和个人经历及感受,探索医患关系中可能被忽视的部分。

二、巴林特小组的工作流程

新建的巴林特小组在小组工作开始前应相互介绍,并强调小组基本原则:保密、界限、负责任、守时间。巴林特小组中还有一个约定,即案例只在小组工作中讨论,在小组之外不再提起和自行、随意地讨论。

准备好即开始小组工作,由组长邀请小组成员安静地思考片刻并准备案例。巴林特小组工作中讨论的案例均是现场提供,由组长邀请成员在小组中主动提供。通常鼓励提供那些让医护人员有强烈感受的案例或医患关系情境,例如让医护人员再次见到那些令报告者感到无法帮助、让人回想起就有强烈情绪、睡不着的情形等。案例可以是一次急诊病例、长程治疗病例,最好是当下仍在治疗随访的患者。

确定案例提供者后,组长请他/她用10~20分钟讲述案例,或关于患者的患病和就诊故事。案例提供者不使用任何病历记录,只凭记忆口头报告患者情况、医患间的会面、疾病和症状、患者情绪及自己对患者的感觉等。在案例提供者报告案例过程中,其他小组成员注意不要打断,集中注意倾听,并关注自己的感受、想象、身体的感觉、内心冲动等体验。

案例提供者讲述并提出自己关注的问题和方面后,是15分钟左右的集中提问环节。小组成员可对案例中的细节进行提问,询问自己关心、能获得客观信息的事实性问题,如可询问患者长相、家庭、诊断治疗、护理及与护士交往过程,而不是阐述自己的主观推测、判断或想象,不做解释或建议。小组长在此环节应注意把握节奏和控制所提问题,如提醒小组成员某些问题可能没有实际答案,或可能涉及隐私问题,在此并不适合询问等。

提问环节结束后,小组长告诉案例提供者往后离开一点距离,放松就坐,集中倾听其他小组成员感受、感觉和对医患关系的看法,即使有时自己非常想要参与讨论,或做出回应和解释,也不要行动,抑制住冲动,但记住其内容。小组成员在该讨论环节以"如果我是……"参与,自由地阐述自己的感受、想法、躯体感觉、幻想、假设等,即使是一些与众不同的想法,该环节的任何想法/想象都会有帮助。"创新地想,自由地想",巴林特医生是这样鼓励小组成员的,这就是自由联想。小组成员常会对案例故事中的某个人物产生更多的认同,例如医生、护士、患者、患者家属等,即角色认同。这种角色认同有助于小组成员理解案例中人物的心理活动,巴林特小组就像一个棱镜,折射出医患关系中的不同方面和不同层次,给案例提供者一个机会,去发现之前自己忽视或困惑的情况。

在讨论环节,案例提供者始终远远地看着这一切,专心地聆听和进行反思。她/他会发现新的视角,针对之前的盲点,找出之前与患者相处困难的可能原因,有时她/

他也会觉得有些想法不靠谱。案例提供者可选择和决定自己采纳什么,什么方法是值得自己记住并在下次接诊患者时应用的。所有小组成员在这一过程中也获得了更加理性和分析性地去观察护患间职业关系的能力。巴林特小组工作还有自我体验的部分,报告者和所有小组成员都能在不谈论隐私的前提下更多地了解自己。

讨论后,案例提供者继续参与到小组工作中,进行反馈。组长也可邀请案例提供者做最后发言并结束讨论(巴林特小组工作流程见表2-1)。

表 2-1 巴林特小组工作流程

活动步骤	时间/分钟	报 告 者	全 体 人 员	小 组 组 长
案例呈报	5~10	介绍案例的重要方面,并非介绍所有方面	倾听,关注对案例的感知、想法、感受,甚至不同寻常的观点	控制时间和内容,澄清并肯定案例呈报者阐述的内容
补充提问	<5	归纳提出问题	倾听	补充提问最多关于问题的2~3个方面,肯定报告者阐明的问题和应对能力
回答问题	<10	直接回答提问	询问关于案例的相关细节问题	禁止小组成员解释和建议,禁止在此时做主观陈述
小组讨论	30	离开小组圈一点距离,暂不参与讨论,观察并倾听其他组员的发言,不再做任何解释	自由表达自己的想法,以"我"来陈述;表达在讨论过程中想法的改变	鼓励成员以"我"发言,肯定不同的观点,保护案例报告者。控制时间和讨论的目标
反馈	10	回到组内,分享感受和新观点	倾听,有新的观点可以再次分享	询问报告者"你听到的哪些讨论对你很重要?"
组长总结	5	—	—	总结和结束,感谢发言者

三、巴林特小组长的任务

巴林特小组组长除定期组织活动和对小组活动的时间做具体安排以外,还要在小组讨论中鼓励参与者开放和自由地表达想法、感受和疑惑。倡导"思考活跃自由",才能对案例有各种不同的理解,多维度、多视角地观察问题。

1. 创造和维持和谐气氛,确保小组安全性:组长要强调小组的安全性设置,确保每个小组成员都承诺遵守保密原则,尊重、平等地对待每个小组成员,如每个小组成员都有发言的机会、倾听发言并且不随意打断他人讲话、对小组成员发言给予感谢,鼓励小组成员给案例提供者以正性反馈、建设性意见。

2. 严格控制进程:组长需确保小组讨论环节在约定时间框架下,不随意拖沓。提出适当的问题引导小组对医患关系的思考和联想。小组干预中常见提问方式如下:

(1) 你认为患者那时是什么感受?

(2) 案例中患者是个什么样的人?

(3) 对患者的生活状况、家庭背景,你知道哪些内容?

(4) 患者的情况激起我们内心什么样的感受?

(5) 你认为患者如何看待他/她的责任护士,护士又是如何看该患者的?

(6) 护士为什么这么做? 她想通过这个行为达到什么目的?

(7) 患者和其环境之间有无潜在的不和谐,是如何反映出来的?

3. 对动力关系保持敏锐:在巴林特小组中,案例提供者可能会有强烈的情绪体验,如感觉不被理解,甚至委屈、愤怒,小组成员也可能有很强的情绪体验,如困惑、无助。这恰是案例中患者或医生会有的情绪,被称为镜像,也是小组长可利用的资源。移情和反移情也常用于分析医患关系,如通过提问小组成员"你认为患者会如何看待他/她(护士),护士又如何看待他/她(患者)"。

4. 控制讨论聚焦:讨论应聚焦于当下所提供安全的医患关系,聚焦于理解患者的表现和症状,以及理解医护人员的潜意识回应。目的是使案例提供者对患者、对医患关系有更多角度的理解。小组活动不是为追求某个现实问题的答案,切忌小组成员大谈自己成功/失败的经验和对案件提供者评论或面授,也忌小组长变成小组中心,讲解和指导案例提供者及小组成员正确的做法。巴林特小组活动需要发挥小组作用,小组长需适当退到幕后。

5. 保护案例提供者:小组长需注意保护案例提供者的感受,鼓励小组成员给予案例提供者共情、正性反馈。注意焦点在于当下医患关系,而不是案例提供者自身的性格、隐私等,以促进案例提供者的自我理解和个人成长。

四、巴林特小组常用情境再现技术

1. 巴林特雕塑： ① 先由案例提供者挑选组员扮演案例中对医患关系有影响的角色，将组员"安排"在特定位置，摆出特定的表情和姿势，远远地看着整个场景，组员需尽可能地进入角色，体验内心自然涌出的感受和景象。② 组长根据案例提供者提供的顺序逐一采访"雕塑"组员的感受。③ 组长按照案例提供者提供的顺序对"雕塑"组员逐一进行访谈。④ 案例提供者决定按照谁的意愿移动位置和姿势，以形成新的"雕塑"，改变之后再采访小组成员的感受。案例提供者也可选择重新体验某个角色。⑤ 离开角色，结束雕塑。

2. 角色扮演： 大多数情况下，由案例提供者扮演患者，由另一个或多个小组成员扮演案例提供者，根据案例提供者的描述表演当时的情景。

3. 心理剧： 是指扩大的角色扮演，通常由案例提供者扮演自己，由小组成员扮演患者，除了表演，还将根据案例的所有细节重新构建一个类似的环境。

第三节　巴林特小组实践案例分析

通过巴林特小组，可以帮助小组成员弄明白患者是和医护人员一样的人，都有普通人的喜怒哀乐、爱恨情仇，而不仅仅是一个"疾病的容器"。通过巴林特小组训练，医护人员可以提高自我觉察能力、提高与患者及家属的沟通能力，就可以对患者有更多理解，给予患者更好的诊疗和照护。通过巴林特小组中同事和其他医护人员间的经验分享，可滋养医护人员，发现医患关系的新视角，提升他们的职业价值感和认同感。下面用两个巴林特小组活动案例，帮助大家了解巴林特小组具体操作过程和实践要点。

一、案例1：是超越焦虑极限的妈妈还是挑剔的患者

1. 案例呈现： 斌是一位儿科护士，在收治传染病患儿的定点医院隔离病房工作。某日深夜，她值班时，一位30岁左右的女士带着传染病患儿被收入隔离病房。这位母亲到医院就诊时，也被检出传染病阳性，需与患儿分开接受隔离治疗。这位女士对此非常震惊，进入病房后，情绪反应非常激烈。对接待护士斌表达了强烈不满，并大

喊大叫,怒斥其不尊重患者权利。

斌担忧这位女士采取过激行为,努力保持镇静,耐心解释:"我们当班时也没有办法出去,没有办法找人去车库帮你取东西,但医院能提供基本生活保障物品,诸如患儿的奶粉、尿裤。"女士口头上无奈同意,但其行为仍在表达不满。她不停地按铃,每3分钟按铃一次,提各种要求。斌在整个夜班都很有压力,感到很烦躁,感觉这位女患者就是故意刁难自己,难以应对。

2. 归纳问题:通过与斌的澄清,聚焦两个问题。

(1)患者身心失衡,护士也积压消极情绪,想听听大家在这种情境下是什么感受?

(2)如何做才能平息这位妈妈心中的激愤,以避免伤害到护士?

3. 问题细节询问与案例提供者回应

小乐:患儿母亲住院时最优先想解决的问题是什么?

案例报告者回答:患儿一边留观,一边治疗。留观为什么没有事先准备物品?晚上11点多入院,原本只是带患儿来看病的,结果筛查出传染病,就直接入院了。

小乐:你们就应该直接跟她说……

小组长干预:这个过程不去建议和评判,回到信息问询环节。

小李:家属为什么不能回去拿物品?后续怎么解决的?

小段:患儿几岁?只有妈妈独自带患儿来隔离吗?患儿的爸爸呢?

组长引导:其他成员对于这个案例还有问题吗?

4. 小组自由讨论:组长引导小组成员站在护士和患者的视角,自由地表达自己在此情境下的感受和体验。

小陆:如果我是这个妈妈,我可能也会很崩溃,到这里来,我什么都不知道,我丈夫也帮不上忙,我的孩子被照顾得怎么样,我也不知道。

小乐:如果我是这个妈妈,我情绪会比较崩溃,我是传染病阳性,小孩子也是传染病阳性,我还要去隔离,那个环境又缺很多东西,我的要求又被拒绝,就是会想要发火。可作为护士也很委屈,医院制度就是这样的……

小组长引导:从个人情境上,怎么理解这个患儿妈妈?

小月:我听患儿妈妈爆发情绪时说与配偶关系不好,如果有配偶支持,她的情绪也会好些。

小杨:只有我和宝宝,在陌生环境,宝宝没打疫苗,会不会有更多危险?医护人员很忙,也没人理我……(分享一段独自产检时,情绪崩溃的体验)……

小组长引导:患者如何看待护士?

小潘:医院的一些规定确实有点死板,还要和患者去讲……

小组长引导:不谈不可变的部分,主要谈自己的体验,与这个家属在情境中互动体验。

小潘:如果我是这个妈妈,我希望有人跟我讲,接下来会怎样,感觉医护人员和我是对立面,我希望有人给我梳理情绪,知道会发生什么,就不会那么火大。

小杨:妈妈可能会担心孩子,在隔离中很孤独,担心孩子会不会有后遗症等,护士是离自己最近的人,只有她们在身边,有什么想法只能和她们表达。

5. 个人自由反馈。

案例提供者:讲这个案例时,会有很多愤怒,甚至口不择言,听了那么多想法后,感觉我的愤怒被释放了,情绪缓解了很多同理心也被激活了。多角度地理解、看问题、处理问题会好一些。

6. 小组总结:这是在传染病隔离病房常见的案例,斌是一位非常负责任的护士,小组对她的情况表示了充分理解,并没有因患者的过激行为而出现情绪风暴。每个人都意识到了医护人员在隔离点承受的工作压力和强度。但案例中的女患者并不知道这一点,对医护人员咄咄逼人,这是令人感到失望、受挫的一次体验。护士斌在理解患者家属的情绪激动可能只是表象后,表示不再那么愤怒。这位患儿母亲可能同样承受着突如其来的告知(她成为传染病阳性患者)的压力应激。

最后,组长对案例提供者和小组成员表达感谢!

二、案例 2:为何这位患者的父亲情绪如此激动

1. 案例呈现:本案例来自一次线上巴林特小组活动。为保护案例提供者隐私,对相关人物、地点等信息均做了匿名处理。案例由一位消化科护士长提供。

科室一位护士在记录一位经内镜逆行胰胆管造影术(endoscopic retrograde cholangiopancreatography,ERCP)患者的手术费用时,因疏忽多收了 8 000 元。护士发现这一情况后,与护士长第一时间对患者及家属表达了歉意和做出一定返还多收费用的承诺,并说明因金额较大,需经各级管理部门审批才能返款,请患者及家属耐心等待。在解释后的第 3 天中午,患者的父亲冲到护士站和医生办公室,大声吵闹。

以下为案例提供者的描述:"表现得歇斯底里。认为医院是坑他,故意多收费等。因为我也参与了这事的解释,负责上下级的联络,当时就觉得特别委屈,因为这件事,我们也受到了科室主任的责备。出错是自己发现的,能补救的也补救了。但他的账户迟迟没收到这笔退款,大概到第4天他才收到退款。所以这位患者亲属在第2天和第3天分别找来,第3天中午爆发了激烈争吵,他把所有愤怒发泄到医护人员身上,大家都觉得很郁闷。"

2. 归纳问题:通过与案例提供者澄清,聚焦两个问题。

(1)护士反复向患者解释多收费用肯定会退给他们,但为什么患者就是不相信,对此护士很困惑。

(2)护士一直很努力地处理这个问题,但还是被这位患者家属攻击,不只是攻击护士,还包括医生,甚至整个医院。主任也批评护士,在这个过程中护士感觉很委屈,不知道大家怎么看?

3. 问题细节询问与案例报告者回应举例

小李:患者多大年龄?住院多少天?

案例提供者:32岁,大约住了30天。

小赵:患者父亲在护士站里发作的时候,有哪些具体表现?

案例提供者:他在护士站,指着医生破口大骂,他说治疗效果一般,还把费用收错,到现在不给他退钱,说医院是个不吐骨头的地方,是不是想讹他?

小张:当他破口大骂时,护士们在干什么?

案例提供者:护士们都惊呆了,然后也很懵,那天是礼拜六,我不在现场。

小燕:请问这件事是怎么平息的?谁出面解决的这个问题?

案例提供者:当时那个医生也很恼火,说我们一遍遍给你解释。你就是不相信。然后医生就来找我,我马上联系了护理部主任,主任又电话联系院长,第2天费用就退了。

小赵:请问第4天这笔款到他账上后,你们与患者有再沟通过吗?

案例提供者就此问题提供了重要信息:我去找他了,我说我们一直在说,需要你们能理解,肯定会退还你们,但你们为什么不理解我?他说:"你知道我有多难吗?儿子32岁了,在农村,还没有结婚。我爱人也是偏瘫在家,我自己平常舍不得吃,舍不得穿。你看我现在这个口罩,戴了这么长时间啊,我连换口罩的钱都没有。"他的口罩已经非常黑了。他说我当时也就是心急得很,才去吵你们,我想着吵了,你们就能尽快地解决这个问题。

在不断询问中,小组成员对案例细节越来越清楚,组长邀请案例提供者关掉视频,退到后面,倾听小组成员的自由讨论。

4. 小组成员自由讨论阶段

小梁:如果我是那个患者家属,我觉得是愤怒要从他的身体里面跑出来,我实在是受不了,本来家里就有很多不如意的事,又碰到这件事情,实在是受不了,我要跳出来。

小宋:如果我是护士长,我会觉得,收错费用,这可是大事,这是个管理漏洞,在以后工作中,我会把这个事情当作非常重要的事情抓。我会觉得很自责,因为我的管理工作没做好,对科室造成了不好的影响。

小燕:如果我是这位家属,我肯定很愤怒,我们家里这种情况,孩子的病也没好,你们还把费用记错了,还不赶快退给我。今天说明天、明天说后天的,是不是在忽悠我?那如果说我是那个当班护士,我也会自责。如果我是其他患者,听到这位家属质疑自己的费用。我会去看一下自己的费用是不是也被记错了?

小乔:如果我是科室其他护士,看到这一幕,我会警醒自己,在工作中要更加仔细,尤其在记账时一定要认真,不要让此类重大错误事件发生在自己的身上。

……

讨论中,小组成员从当事患者、家属、其他患者、医生、记错账的护士、护士长,以及家属等不同视角,展开自由联想,表达自己在那个位置上的感受和想法。在小组长的引导下,小组活动进入到案例提供者反馈阶段。

5. 案例呈报者自由反馈

提供案例的护士长:这件事情刚发生时,我感觉特别郁闷,认为出错后的告知已经做到位了。但当事情发生后,了解到患者家庭的具体情况,我突然意识到,他们因为没有钱很困难,才更在乎钱,我就感到非常惭愧。实际上,我今天报这个案例也是个认错过程吧,非常惭愧。听大家的发言,我当时的反应还是很忐忑和自责的。实际上,后来我和主管医生也一起到患者床前进行安慰,就是让患者安心、放心,他父亲的吵闹不会影响我们对他的治疗,向患者表达了这种关心。当这位患者家属看到钱真的到账的那一刻,他自己也释然了。

案例提供者提及整个讨论中对她很有帮助的内容:最有帮助的部分就是换位思

考,我觉得所有人都反复提到,如果从患者的角度会是什么样的感受? 患者父亲会是什么样的感受? 当班护士会是什么样的感受? 包括医生会是什么样的感受? 我觉得这样的换位思考特别重要。通过老师们的一轮轮讨论,我突然意识到,很多事情实际上都可以这样换位思考,就会比较系统地看一件事。

（王艳波）

参 考 文 献

1. 蔺波,史新华,曹晓林.巴林特小组在肿瘤专科护士职业压力调适中的应用[J].护士进修杂志,2016,31(8):697-699.

2. 曹锦亚,魏镜,史丽丽,等.医学活动中的共情及困难——巴林特工作对促进共情的作用[J].医学与哲学,2015,56(4):4-7.

3. 陈华,刘文娟,叶尘宇,等.巴林特小组在综合性医院的应用实践[J].内科理论与实践,2011,6(3):184-187.

4. 于清,屈文妍,刘小冬,等.巴林特小组在临床护理工作中的应用[J].中国护理管理,2012,12(6):75-77.

5. 董建俐,沙丽艳,伊静,等.巴林特小组培训提升护士情绪智力及沟通能力的作用[J].护理学杂志,2016,31(21):73-75.

6. 伊静,董建俐,沙丽艳,等.巴林特小组活动后护士工作体验的质性研究[J].护理学报,2018,25(9):71-74.

7. 姚林燕,项敏利,叶志弘,等.巴林特小组活动对肿瘤科护士同情心疲乏的干预研究[J].中华劳动卫生职业病杂志,2017,35(12):910-913.

8. 章华双,黄惠根,谢永标,等.巴林特小组心理干预对 ICU 护士职业倦怠的影响[J].护理学杂志,2018,33(3):9-12.

9. 卢迪,兰萌,张楠.巴林特小组法对心内科护士情绪劳动和职业倦怠的干预[J].中华劳动卫生职业病杂志,2020,38(3):203-206.

10. 李东晓.巴林特小组的理论基础及实践应用研究进展[D].重庆:重庆医科大学,2020.

11. 张言.巴林特小组对护士职业倦怠影响的研究[D].兰州:兰州大学,2020.

12. 顾婉茹,谢守付.巴林特小组在医护人员中的应用研究现状[J].神经疾病与精神卫生,2020,20(12):903-908.

13. 赵旭东.心身医学[M].北京:人民卫生出版社,2022.

14. 王雨琴,李育玲.团体心理辅导联合巴林特小组活动对新入职护士职业认同感的影响[J].护理研究,2022,36(9):1676-1680.

第三章

心理评估在临床护理实践中的应用

心理评估是心理护理不可或缺的重要环节,对心理护理实施及质量具有指导性意义。长期以来,开展心理护理的重要性与盲目性的冲突始终困扰着广大临床护士。不区分患者心理反应的差异,一律采用泛泛而谈的劝慰或疏导,对轻度心理反应的患者似乎可有可无,对严重心理危机的患者基本难以奏效。若能依据患者的心理评估结果区分心理干预的等级、对策,指导护士实施心理护理时的侧重点,将更充分体现心理护理对患者身心康复的效用。

第一节　心理评估概述

一、概念

心理评估(psychological assessment)是指依据心理学的理论和方法对人的心理现状及其水平做出综合性评价、鉴定,可视作过程、手段或技术。

临床心理评估(clinical psychological assessment)则是指心理评估在临床医学中的应用,特指将心理评估的通用理论与方法运用于临床,以临床患者为主要评估对象,可评估及甄别患者心理状态的一系列应用性评估手段和技术。与心理评估相比,临床心理评估所涉及的范畴、内容相对局限,更侧重个体身心健康影响因素的评估。如以心理测验为例,临床心理评估较多关注与个体健康密切关联的人格特质倾向,而较少关注个体的智力测验结果。既往临床心理评估常用于对精神疾病的筛查和诊断,但随着医学模式的转变,非精神科患者的心理问题越来越需要医护人员的重视。

二、主要功能

(一)筛选干预对象

护士通过心理评估可全面了解患者的心理状态,通过评估患者心理问题的性质和程度来指导心理干预。几乎所有患者在疾病诊治过程中都会伴有不同程度的心理失衡、偏差或危机,通过心理评估可以明确患者心理问题的性质,如某癌症患者得知诊断后出现的抑郁情绪、某患者在手术前夜出现焦虑情绪等。辨别患者心理问题的性质是实施有效心理干预措施的前提。在此基础上,我们还需明确患者心理问题的严重程度,比如在面对手术时,部分焦虑患者仅表现为多次询问医护人员手术相关信息,部分患者会因焦虑而无法入睡,甚至有极个别患者会因过分紧张而血压升高。过度的焦虑状态不仅会增加患者的不适感,同时还可能因影响其睡眠、生理功能等而间接影响之后的手术。

通过心理评估,如借助于量表的评估,可以明确患者情绪状态的严重程度,护士借此可以筛选重点干预对象,实施针对性干预。如根据量表提供的判断标准,将患者心理反应分为轻、中、重等不同程度,根据不同程度的心理问题实施不同等级的护理措施,既能将有限的心理护理资源集中于那些伴有严重心理问题、亟须心理干预的患者,还可提高干预措施的针对性,是提高心理护理效益的重要举措。

(二)提供干预依据

临床心理评估不仅需要明确患者的心理状态(心理反应的性质、强度),更需要深入分析患者心理反应的影响因素,即导致患者产生心理反应的直接或间接原因。患者的焦虑、抑郁、恐惧、愤怒等负性情绪状态,并非某类疾病的特异性心理反应,各疾病患者均可发生。患者相似的不良情绪表现背后的影响因素各不相同,且涉及范围很广,如疾病认知、就医环境、社会支持、人格特征等。任何一个因素对某患者的心理活动具决定性影响时,护士提供的应对策略可能完全不同。若不能明确患者不良情绪的主要影响因素,便无法选择针对性的干预对策。只有确定导致患者产生负性情绪(不良心理反应)的主要病因,才能有的放矢地选择干预对策,制订恰当的心理护理方案,最有效地缓解患者的负性情绪,使患者保持适宜的心理状态。

（三）评估干预效果

在针对患者特点实施心理干预后，还需要再次对患者进行心理评估以评价干预的效果。患者的心理危机是否得到化解，如某癌症患者是否完全打消了轻生念头，一定会在患者的言谈举止或情绪表现方面有所反映。倘若所制订干预对策明显奏效，患者的负性情绪反应强度便会随之显著降低，患者将暂时脱离护士实施心理护理的重点关注人群；倘若所制订干预对策针对性不强或力度不够，患者的负性情绪反应持续状态便会对其身心健康构成更严重的威胁，则需要护士继续将其列为实施心理护理的重点关注对象，并重新为患者量身制订行之有效的心理干预对策。

三、实施原则

（一）综合评估原则

临床心理评估的方法有多种，每种方法各有其侧重，如观察法可评估患者的表情动作，访谈法可通过患者的言行评估其心理活动，量表法可较集中评估患者的某种情绪反应等。为了全面、较准确评估患者的心理状态，需综合多种渠道所获信息对患者的心理进行综合考量，才能识别、分析其心理危机的性质及成因。心理评估不仅限于使用量表评估，还可以发挥观察法、访谈法的优点，在使用量表评估时也要充分考虑量表评估的局限性。

（二）动态实时原则

患者的心理活动随着环境、疾病进展等因素不断发生变化，初次评估某患者未发生心理危机，不等于其住院期间不会发生心理危机，随着患者疾病进展、治疗方案发生变化或遭遇各种社会生活事件，患者的心理危机随时可能发生，故需要对其实施动态、实时监测。动态、实时地评估，可随时甄别患者的心理危机，指导护士及时给予患者心理疏导或干预，帮助患者实现有效应对、避免其心理危机所致悲剧。如某患者欲接受择期手术，入院时自认其手术风险不大，评估显示其心理反应适度；随着手术日期临近，患者看到同病房病友术后疼痛剧烈，对自己术后是否能有效应对疼痛变得忧心忡忡，实时评估很可能显示该患者伴有严重焦虑或恐惧。

（三）循序渐进原则

临床心理评估可借鉴疾病诊疗路径先简后繁、循序渐进地展开。一般先确定患者是否伴有威胁其身心的负性情绪状态,若怀疑患者有"明显抑郁或焦虑"情绪,再进一步评估该患者心理问题的严重程度以及发生严重心理反应的主要原因。若患者经初步心理评估显示其无明显负性情绪反应,便无需进一步评估,只需继续实施以患者为中心的护理,当患者病情、治疗方案发生变化时可增加评估的频率。循序渐进地评估不仅可减少心理评估的盲目性,而且可避免增加护士、患者的负担。

四、对实施心理评估护士的要求

护理领域的临床心理评估与专业化心理评估相比,其范围比较局限(到医院就医的非精神疾病患者)、方法比较简单、操作比较便捷,具有执业资质的护士可以大部分或全部掌握。如以观察法、访谈法实施评估是护士专业的必修课,随着临床实践的不断积累,护士大多可较熟练运用。使用量表实施评估虽需要相关培训,但护士一般不需使用复杂的智力测验、人格测量或心理疾病诊断测验等心理测评工具,只需掌握简便易行的情绪状态及原因、人格特质、生活事件、应对方式等量表的使用。但也应该做到如下两点。

1. 赢得患者认同:心理评估应取得患者的知情同意,应在患者自愿的前提下完成。若不能得到患者的充分认同,评估结果会大打折扣。护士应尽其所能让患者了解评估对其自身的积极意义,避免患者对评估产生误解或视其为给护士帮忙,方可确保评估结果的真实性、可靠性。护士也不可自恃职业角色优势,凌驾于患者意愿之上。如某患者因心情混乱拒绝接受量表评估,护士切不可流露任何不满或不屑,应当暂缓对其实施量表评估。但同时也应更多给予其关注,可先用观察法通过观察患者的表情动作分析其情绪状态,发现异常及时予以干预。护士的善解人意、密切关注不仅可使患者深感自身权益得到维护,还可能激发患者与护士的主动合作。

2. 保护患者隐私:无论采用哪种方法实施心理评估,都可能涉及患者的个人隐私。如某患者对自己的疾病治疗给家庭造成较重的经济负担深感不安,向护士倾诉时再三要求护士不要告诉其家属,此时护士应承诺替患者保密;量表法所得结果有时涉及患者人格特质等评价,护士必须严格遵守心理评估的职业操守,妥善保管患者的个人资料。

第二节　心理评估的技术与方法

临床心理评估通常包括行为观察、访谈和心理测验三类方法,前两类方法多为定性或半定性,而心理测验(包括评定量表、调查表和问卷)则多为一种定量的心理评估方法。

一、行为观察

(一) 概述

行为观察(behavior observation)即通过直接的(感官)或间接的(仪器设备)方式对患者的行为表现(如动作、言语、仪表等)进行有目的、有计划的观察,从而推测患者心理状态的评估方法。行为观察是最直接、最传统、最有效的评估方法之一,可与访谈法、量表法同时实施,也可独立使用。

行为观察的优点是比较真实和客观,可以获得患者不愿意报告或无法清楚报告的行为数据,如对儿童的心理评估以及一些精神障碍患者的评估,行为观察更易获得真实数据。然而,行为观察成本较高,且其质量在很大程度上依赖护士的观察能力和判断能力。当患者意识到自己被观察时,其行为表现会在一定程度上受到干扰,如故意装好或装坏的现象。

(二) 分类

按照不同的标准,行为观察可分为不同的类型。以是否借助中介,可以对直接观察和间接观察进行区分。如在为患者实施日常护理措施时观察患者的表情即为直接观察,而借助摄像设备对患者住院期间的活动进行录像,通过分析视频判断患者心理即为间接观察。根据评估对象是否受到控制,可分为自然观察法与控制观察法。自然观察法指在自然情境中对个体的行为表现进行观察,具有较强的真实性。护士对所观察的事件进行某种程度有目的地控制和设计,将患者置于结构化的情境中,以观察某种特定的行为或反应的方法,称为控制观察,如角色扮演。根据护士是否直接参与到患者所从事的活动中,分为参与观察和非参与观察。根据观察内容是否连续完整还可以分为系统观察、取样观察和评定观察等。不同的分类之间存在交叉和重叠，且在临床实践行为评估过程中，往往综合选用多种观察方法。

（三）实施步骤与方法

实施行为观察一般包括以下步骤。

1. 确定目标行为：观察前，护士须确定所要观察的目标行为。护士根据评估目的确定目标行为，目标行为应该是具体的、客观的、清楚的。若怀疑手术患者有术前焦虑，可重点观察其有无重复性动作、有无入睡困难等。

2. 制订行为观察计划：护士须根据目标行为选择观察策略，明确观察方法和时间等制订行为观察计划。在临床行为评估工作中，常用的行为观察策略有叙事观察、时间取样观察、事件取样观察和评定观察等。行为观察策略不同，行为记录的方法也不尽相同，主要记录方法有叙事记录和实证记录等。叙事记录就是描述发生了什么，实证记录则会进行更加精准的数据描述，如目标行为的频率、持续时间等。

在明确目标行为和选择合适的观察策略与记录方法后，必须明确观察者（护士）、实施观察的时机和地点、每次观察持续的时间等。护士作为观察者，宜经过一定的培训或者预观察，在正式观察时能够准确辨认、记录目标行为。其次，为了达到观察的效果，考虑到行为会受到环境的影响，最好能增加观察的频率和持续时间，但也要避免过多增加护士的工作量。有时，目标行为可能在特定的时间出现，比如手术前的焦虑可能在术前 1 日最为明显，护士可据此选择最合适、最有效的观察时间点和持续时间。

3. 实施行为观察：实施行为观察主要是护士根据观察计划进入观察场所（如病房、诊室等），采用事先设定的观察策略进行观察，并将观察到的信息按照制订的观察记录方法记录下来，结束观察后，对收集到的观察资料进行整理。为了保证行为观察的质量，可进行预观察，同时要了解各种可能的误差来源，尽量避免或减少误差和护士主观因素的影响。

二、访谈

（一）概述

访谈（interview），也称晤谈或会谈，是护士与患者之间所进行的有目的的谈话，是护士与患者沟通的重要过程之一,也是护士收集信息、诊断评估和治疗干预的重要方法。访谈不仅有助于护士从患者处获取更多信息,证实观察所得的结果,探讨患者心理问题产生的原因及影响因素,还有助于建立护患间合作和信任的关系,保障后续的心理评估和心理护理顺利开展。

访谈可酌情分布在患者诊疗过程的任何时段。护士根据目的确定访谈的内容。访谈的内容可以是目前问题的描述、以前的相关经历、家庭背景及关系等。通过访谈,护士大体可了解患者的以下信息:患者的疾病认知及相关常识掌握程度、当前主导需求、对疾病所持态度、对患者角色的适应程度、对医疗环境的评价、对亲友等社会支持系统的期望、对诊疗费用的考量、常用应对方式等。基于此,护士可初步判断患者的心理活动特点:性格(内向/外向)、态度(积极/消极)、情绪(积极/消极)、体验(夸张/忽略)、认知(得当/失当)、期望(适度/过度)、应对(有效/无效)等。这些访谈结果可为护士分析患者心理失衡的原因、制订针对性心理干预对策提供实证性依据。

(二) 分类

根据访谈形式,访谈可分为结构式访谈、自由式访谈和半结构式访谈。结构式访谈有统一的形式,由一致的问题组成,可以量化评估结果,具有操作标准化、结果数量化和可比性强等特点,如评估患者是否出现创伤后应激障碍(post-traumatic stress disorder, PTSD)的 PTSD 症状访谈量表(the PTSD symptom scale-interview, PSS‐I)。自由式访谈是指开放式谈话,访谈的问题不固定,患者较少受到约束,可以自由地表达自己,谈话气氛比较轻松。这种会谈方式使患者在自由谈话中毫无戒心地倾诉自己的想法和感受,从而使护士容易掌握患者的真实体验,为心理评估提供较有意义的材料,但由于内容和结构的不一致,不同患者之间缺乏可比性。半结构式访谈是自由式访谈和结构式访谈的结合,按照事先准备的粗略的访谈提纲向患者提问,同时也鼓励其积极表达,既有一定的灵活性,也有一定的标准化和可比性。

在访谈患者时,护士要根据访谈目的灵活地选用访谈的方式。如当患者向护士表达"我觉得还不如急诊时没救回来呢",此时宜使用结构式访谈即封闭式提问明确患者是否确实有自杀的想法。而当护士观察到中午患者躺在床上翻来覆去不休息时,此时宜使用自由式访谈询问患者:"李阿姨,您睡不着是在想什么呀?能跟我说说吗?"

（三）策略与技巧

成功的访谈依赖于护士与患者之间的有效沟通。故护士有必要学习和掌握沟通的技巧，如语言沟通、非语言沟通的方法等，取得患者的信任，使患者放松并愿意表达自己的内心，以便进一步评估与干预。

1. 建立信任关系：与患者建立信任与合作关系是实施访谈、评估和后续心理护理的基础。其中，尊重、真诚是建立良好护患关系的重要支柱。

通过尊重，创造一个温暖和可接受的氛围，使患者感到进行开放式的交谈是安全和被人理解的，而不担心受到批评或"审判"。如一位因阑尾炎拟行阑尾切除手术的患者表示对手术很担忧，此时护士应理解和接受患者的担忧，而不是认为患者小题大做，跟患者说"就一个小手术，有什么好担心的"。护士的这种不尊重行为会阻碍患者说出自己的真实想法，也会失去该患者的信任。

真诚是指护士与患者的互动是自然和诚实的，想法、情感与行为相符，不是在扮演角色或例行公事。真诚要求"不虚伪"，护士的真诚可以让患者知道自己可以表露自己的软弱、失败、隐私等而无需顾忌，让患者切实感到自己被接纳、被信任、被爱护，坦然地表露自己的问题；另一方面，护士遇到不赞同患者言行的情况时也可以表明自己的意见，但以不伤害为原则。

2. 倾听：耐心、专注地倾听患者的表述是访谈取得成效的关键。有效的倾听包括身体的倾听和心理的倾听两个部分。

（1）身体的倾听：身体的倾听是指护士的姿态传递出对患者的关切以及愿意聆听的意愿，其表现有身体稍微倾向患者、放松而注意的身体姿势、良好的目光接触、符合患者情绪的面部表情以及适度的反应等。最简单的反应动作是点头，以及和点头动作连在一起的"嗯""是的""确实""我明白了"等。这些动作表现都传达了护士对患者谈话的兴趣与关注，都是在传达"我在听你说""请继续说下去"等。当非语言行为使用无效或不恰当时，它的影响会是负面的、消极的。如与患者交谈时，护士忙于在电脑上记录评估结果，与患者无目光交流；护士站着与躺在床上的患者交流时，手臂抱胸呈保守的姿势等。

（2）心理的倾听：倾听患者时，护士不仅是用耳朵听，还要用眼睛去观察患者，更重要的是用心去听，设身处地地感受，尽可能做到共情。护士要尝试用患者的思维模式思考，从患者的角度看问题，不但要听懂患者通过言语、行为所表达出来的信息，还要听出患者在交谈中所省略的和没有表达出来的内容。护士要注意患者在叙述时的犹豫停顿、语调变化和表情、姿势动作等,这些都可以提供有意义的信息(表3-1)。如患者呈现焦虑的面容,却告诉护士"我一点都不担心",此时护士就需要花一些时间与患者深入交流以明确患者是否确实"一点都不担心"以及患者隐藏自己想法的原因。在倾听过程中,护士也可把自己对患者的理解表达出来,如"您这个看病的过程真的挺辛苦的",此时患者感到自己被理解,可能会继续讲述自己就医过程的苦恼、委屈,发泄心中的负性情绪。这个过程不仅有利于心理评估的深入,也可有效缓解患者的不良情绪。

表 3-1   非语言行为及其意义解释

非 语 言 行 为	可 能 表 明 的 意 义
直接的目光接触	人际交往的准备就绪或意愿、关注
注视或固定在某人或某物上	面对挑战、全神贯注、刻板或焦虑
双唇紧闭	应激、决心、愤怒、敌意
左右摇头	不同意、不允许、无信心
坐在椅子上无精打采或离开护士	悲观、与访问者观点不一致、不愿继续讨论
发抖、双手反复搓动不安	焦虑、愤怒
脚敲打地板	无耐心、焦虑
耳语	难以泄露的秘密
沉默不语	不愿意、全神贯注
手心出汗、呼吸浅、瞳孔扩大、脸色苍白、脸红、皮疹	害怕、正性情绪(兴奋、感兴趣)、负性情绪(焦虑、窘迫)、药物中毒

3. 语言回应:访谈过程中,倾听患者的诉说很重要,但也并非单纯地听,而是包含了很多其他技术,如语言回应等,这些技术有利于促进患者充分地表达其心里的想法。语言回应指访谈过程中护士对患者言行所做的语言反应。护士的反应不仅直接影响患者的谈话方式和内容,也可在一定程度上限定访谈的整体结构和运行节奏。

(1)鼓励:护士察觉患者似乎有顾虑、不知其所说内容是否符合访谈要求时,需给予适当的鼓励和支持。

（2）适当的自我暴露：访谈中有时患者会询问护士的想法等，此时护士若能适当地自我暴露或可拉近其与患者的距离。若访谈形式仅局限于刻板的一问一答会使患者十分紧张，没有足够的心理空间进行自我探索。若护士能描述自身经验，或可促使患者更积极地探索自己的内心。

4. 提问：恰当地提问才能获得较多的准确信息（见表 3－2）。一般而言，心理学上的访谈多采用开放式的提问，可以让患者在一定范围内自由回答，如"能告诉我，你就诊的原因吗"，提问时需要注意：

（1）尽量不使用专业词汇或模棱两可的词汇。

（2）尽量避免使用令人难堪的问题。

（3）尽量避免答案为"是"或"否"的问题，因为此类问题无法给护士提供更多的信息。

（4）问题不宜过长或含有多个问题，因为患者在回答此类问题时，有时会因回避其中的一部分而只回答部分问题。

（5）提问应直截了当，不要转弯抹角，避免给患者的理解增加困难。

表 3－2 访谈法常用提问方式

提问类型	注意事项	举 例
开放式提问	让患者自由回答，但有一定范围	您能告诉我您是怎么看待这个病的吗？
促进式提问	鼓励患者提供更多信息	您能更详细地告诉我当时的情况吗？
阐释式提问	鼓励解释和扩充	我想您的意思是不是……
质询式提问	询问不一致的问题	我是否误解了您所说的……
封闭式提问	带有限制性，便于澄清具体问题	您很害怕明天的手术，是吗？

三、心理测验

在心理评估中，心理测验占有十分重要的地位，因为心理测验可对心理现象的某些特定方面进行系统评估，并且测验一般遵循标准化、数量化的原则，所得到的结果可以参照常模进行比较，避免了一些主观因素的影响。但是，心理测验也不能滥用，因为信息比较局限,因此还应结合其他资料正确发挥心理测验应有的功效,强调全面地评估。

(一) 概述

心理测验(psychological test)是指在标准情境下,对个人行为样本(behavioral sample)进行客观分析和描述的一类方法。心理测验包括行为样本、标准化、客观性3个要素。

1. 行为样本:通常人的心理活动通过行为表征,反映个体某一心理特质的行为是多方面的,而在一次测量中无法将其全部测量出来,为此可以选取一些具有代表性的行为进行测试。心理测验即通过测量人的某些代表性行为间接地反映其心理活动的规律及特征。行为样本就是从个体众多的行为中抽取出来的具有代表性的部分行为。

2. 标准化:标准化,是指心理测验的编制、施测、计分及结果解释程序的一致性,即给被试相同的测试题目、施测条件、评分方法。施测条件则包括测评的时间、地点、环境条件和测验指导语。结果解释的标准化就是对测验所得结果给予客观的解释,因为测验所获得的分数缺乏绝对零点作为参照标准而无法与他人的分数进行比较,所以需要对测验分数建立相应的参照点,即常模进行解释。常模(norm)即某种由标准化样本测试结果计算获得、供比较的标准量数。

3. 客观性:行为样本的代表性和测验程序的标准化都是为了确保心理测验的客观性。

(二) 分类

心理测验具有不同的类别和功用,根据划分标准不同可分为不同的种类。如根据测验的功能可以分为能力测验(如智力测验)、成就测验(如学科测验)和人格测验(如性格测验);根据测验的对象可以分为个别测验和团体测验;根据测验的材料可以分为文字测验(如量表)和非文字测验(如绘画测验);根据测验的目的可以分为描述性测验(如知识水平)、诊断性测验(如临床治疗)和预测性测验(如人才选拔)。在选择心理测验前,需充分考虑评估的目的、评估对象的特点、测验本身的性质。如评估儿童心理时考虑到很多儿童认识的字不多,可采用非文字测验(如绘画测验);对参与突发公共卫生救治的所有护士进行心理筛查时,可考虑使用团体测验等。

　　量表是心理测验的一种类型,是用来量化观察中所得印象的一种测量工具,也是在心理健康评估中收集资料的重要手段之一。量表应用于心理健康领域,对心理健康的某些方面进行评估时,便成为心理健康评定量表(rating scales of mental health),如 90 项症状清单(SCL - 90)。心理健康评定量表多以实用为目的,理论背景不一定严格,多是在一些问卷的基础上进行结构化、数量化发展起来的。评定量表强调实用性、简便易操作,因此在临床心理评估中被广泛使用。个体心理健康状况往往是动态的,因此针对状态评估的心理健康评估量表较多,但由于状态性问题往往由多个特质引发,很多特质性问卷也同样用于心理健康评估。积极情感与消极情感也是心理健康评定量表所关注的重要特质。近年,随着积极心理学的发展,涌现了大量针对积极情感和积极心理品质的心理健康评定量表,如自我效能感量表、心理弹性量表、希望量表等,为全面评估患者心理状态提供了可靠工具。

　　(三) 实施步骤与方法

　　1. 选择合适的心理测验:心理测验的种类有很多,可从以下几个方面考虑并选择合适的量表。

　　(1) 根据心理评估的目的和内容选择:护士应充分了解量表的性能与结构,确定量表是否符合评估目的、是否能够解决所想要解决的问题。护士还应了解量表是否有常模、常模样本的构成情况,以及该量表是否能代表将要测评的对象所处的群体。

　　(2) 选择信度和效度较好的测验:应充分了解量表的心理测量学性能,如信度、效度等。如果同时有几个同类型量表可供选择,通常应选择信度和效度齐全、性能较好的量表,特别是经过大量研究反复证明性能可靠的量表。可优选具有国内常模的量表或心理测验,便于在测评后根据常模对患者的结果进行质的评估,如结果优于常模,说明该患者的情绪状态较好,可暂时不进行额外的心理护理。

　　(3) 简便性、实用性、经济性:量表应简明、省时和方便实施,可从实施成本、难易程度、评分与结果解释等方面进行。如很多量表都可以用于测量抑郁,故可首选只评估抑郁的量表,并且选择条目量较少、文字浅显易懂、结果计算简便的量表。另外,还要结合患者的特点选择,如护士应用自评量表评估患者时,应先了解患者是否有足够的阅读理解能力。护士还需考虑量表评估所需要的时间,对于病情较重、较疲乏的患者,一次评估持续的时间不能太长,否则会影响结果的信度和效度。

2. 测验前的准备:充分的事先准备有助于测验程序的正常进行。护士在评估前要熟悉量表的结构、内容及其使用方法。对于比较复杂的心理测验或量表,护士要事先接受严格的训练和练习,必要时在正式测验前可进行预试,以便取得实施评估的经验。护士在测验前要把评估材料准备好,以免短缺而临时寻找。

3. 实施心理测验

(1)建立良好的护患关系:心理测验的结果要精确,除了评估工具本身的信度、效度外,评估者(护士)与被评估者(患者)之间一定要保持友好和信任的关系。如果护士没有取得患者的信任,患者不合作,其测验的结果就不准确。

(2)解释测验目的:测验前,护士应认真地讲解指导语,并仔细地解释患者提出的疑问,设法调动患者对心理评估的兴趣,使其愿意配合、坦诚相待,以确保结果可靠。鼓励患者努力完成量表,护士在评估过程中要关注患者的反应速度和情绪等。

(3)计算心理测验的结果:采用当场回收测验量表的方式,患者完成量表后,护士应当快速浏览其回答情况,重点注意是否有漏答、多选或不清楚的情况,及时要求其改正。护士应根据量表的计分方法对量表结果进行计算。心理测验结果的描述方法主要有两种:① 数量化描述:即多数心理测验的描述方法,如 IQ 分值、SCL - 90 计分等,均可根据具体分值解释其含义。② 分范畴描述:多用于定性测验。通常数量化描述也可对应分范畴描述,如根据得分高低以正常、异常描述。护士应根据量表的计分方法和规则进行统计和描述。

(4)向患者解释测验结果:在向患者介绍评估结果时,需注意如下几个方面:① 注意使用患者所能理解的语言,避免使用专业词汇,如标准差、标准分数等;② 确保患者知道心理测验的结果表明什么,比如让患者完成了"领悟社会支持量表",可以告知患者"您的家人、朋友和同事都很支持你,而且您也感受到了";③ 让患者认识到因测验本身的信度、效度不足,分数可能有误差,须结合患者的切身感受理解;④ 护士可与患者共同讨论测评的结果,比如结合社会支持量表评估结果,允许患者分享他的家人、朋友是如何帮助他的;⑤ 考虑测验分数给患者带来的心理影响,因对分数的解释会影响患者的自我评价和后续行为,所以解释结果要慎重。

第三节 心理评估在临床护理
实践中的应用案例

一、评估阶段

患者的心理反应常以情绪反应最为外显。在实施心理评估时,护士可结合各类情绪反应的表现综合应用观察法、访谈法和量表法对患者进行评估。

以术前焦虑情绪为例,心理评估可分为 2 个阶段。

1. 初步评估: 在日常护理过程中观察患者的言行、表情、行为等,评估患者是否有焦虑情绪的表现,包括主观体验(患者口述)、外部表现(表情和行为等,如焦虑面容、精神运动性不安)和生理唤醒(如心率加快、出汗、消化功能紊乱、睡眠障碍等)。

2. 深入评估: 若患者有上述表现,护士可使用焦虑自评量表等成熟、标准的量表评估患者或根据既往经验判断,以明确患者心理问题的严重程度;若患者焦虑反应明显已经影响到其正常的治疗护理,护士可实施访谈法,与患者深入交流,进一步明确患者焦虑情绪产生的原因和影响因素,明确患者心理问题的成因;若需对患者心理问题的影响因素进行量化,也可使用相关量表进行评估,如用于评估社会支持水平的社会支持评定量表、用于评估应对方式的简易应对方式量表等。

二、案例呈现

患者,刘某,男,47 岁,诊断为炎性肌纤维母细胞瘤、腹膜后复发累及右髂动脉,收入院拟在全麻下行"腹膜后肿瘤联合脏器切除术＋右侧髂动静脉人工血管置换术"。

既往史:患者曾于 2013 年因"腹部包块"行手术治疗,2017 年在腰麻下行"腹部肿物切除术",2019 年在全麻下行"腹膜后病损切除术",2020 年在全麻下行"腹膜后肿瘤切除术＋右半结肠切除术",2021 年因"腹部包块进行性增大"行"腹膜后肿瘤姑息性切除术＋小肠部分切除术＋肠粘连松解术",均在外院完成。

辅助检查:腹部超声提示腹中部至盆腔实性占位,肝内实性结节,血管瘤可能,肝囊肿右侧输尿管扩张伴右肾积水;腹膜后 MR 平扫＋增强提示腹腔偏右侧巨大囊实性占位,间叶来源恶性肿瘤可能性大。侵及下腔静脉、右侧腰大肌、髂腰肌、右侧输尿管,伴右肾轻度积水,腹盆腔少量积液。

　　责任护士在护理该患者过程中通过观察法发现患者从入院起一直沉默不语,白天几乎不下床活动,入院宣教时患者反应淡漠,患者常在凌晨时边看手机边流泪,除去必须要做的检查外,几乎不出病室,不主动与家属交流。术前谈话时,患者对医生提出的并发症风险等未表现出明显的情绪波动。护士从家属处得知,患者自疾病确诊开始性格越来越内向,出现睡眠颠倒的情况,经常夜间起床通过互联网搜索疾病相关信息,偷偷哭泣,但从不与家属讨论。(此时,责任护士初步判断该患者有焦虑和抑郁情绪。)

　　责任护士在日常工作中与患者建立了友好关系,为明确患者的情绪问题,使用焦虑自评量表、抑郁自评量表对患者进行评估,患者焦虑量表得分 65 分,属于中度焦虑,抑郁量表得分 63 分,属于中度抑郁。

　　此时,护士已明确该患者的情绪问题的性质和严重程度。为进一步明确患者焦虑、抑郁情绪的主要原因及影响因素,为下一步开展心理护理提供指导,护士拟借助术前宣教契机了解具体情况。

　　护士:明天手术需要准备的东西,你都准备好了吗?

　　患者:嗯。

　　护士:弹力袜准备好了吗? 大小合适吗?

　　患者:合适。

　　护士:泻药怎么吃,你还记得吗?

　　患者:记得。

　　护士:我有什么能帮到你的吗?

　　患者低头沉默,不与护士对视,沉默十几秒后,抬起头。

　　患者:我这个手术是不是难度很大,你们医生经常做吧,成功率很高的吧,对你们来说这是普通的手术吧,我这个毛病看过好几次了,北京、上海的医院都去过,别的医院的医生介绍我来找冯教授,都说他是这方面专家,他开刀安全系数很高的吧?

　　护士:冯教授在这方面确实有很丰富的经验。你之前去过别的医院就诊?

　　患者:去过好多医院,这是我第 7 次手术,快十年了,一家医院换到另一家医院,要么就是肠梗阻,半夜去急诊。护士,你们遇到过我这种情况吗?

护士：我看过您的病史，确实是很辛苦，像您这样开好几次刀的患者也不少。但您都坚持下来了，很勇敢。明天您就手术了，是不是有点紧张？

患者：我这个病，从 36 岁确诊开始，一直在治疗，今年 47 岁了，做过 3 次大手术，三四次小手术，这次是肿瘤又变大了，别的医院的医生推荐我过来的，说实话，有点紧张，希望明天一切顺利，可是一切顺利又怎样？过不了多久还会再长，我也不知道我还能扛得住几次手术了。

护士：确实很辛苦，这样吧，我再跟您一起梳理一下准备手术的情况，您看有什么不懂的地方，咱们立刻解决怎么样？

（基于此，责任护士判断该患者焦虑的主要原因是对手术信息的缺乏，于是护士向患者详细讲解了手术的注意事项，回答了患者的疑问。）

患者：谢谢，其实我都知道，泻药都吃过三四回了，谢谢你陪我说话，我其实很害怕，但我不想让家里人知道，她也很辛苦，孩子顾不上，老人照顾不了，带着我到处治病，什么时候是个头，是不是我死了，我们俩就都解脱了！

护士：您是这样想的吗？您有没有跟家属聊一聊，听听她是怎么想的。我看到，您的家属对您非常关心，同病室的室友也都说您爱人体贴、周到，您可是她的信念和支撑啊！

患者未说话，仔细聆听护士的讲话。

护士：您可以跟她多沟通，有什么想法像今天跟我说话这样直接说出来，对彼此都有好处。（注：患者的抑郁情绪来源于疾病及治疗给家庭带来的影响。护士无法改变疾病和治疗措施，但护士可引导患者关注社会支持及其他有助于其疾病应对的资源，帮助患者及其家庭有效应对疾病带来的挑战。）

患者：好的，我试试。还有，我晚上睡不着，能不能给我备点药。

护士：科里备有助眠药物的，您先尝试自己睡，如果觉得入睡困难，随时找护士，医生会帮您开的。

患者：谢谢，希望一切顺利。

护士：不客气，我们会帮您一起度过难关的。

三、案例分析

这个案例中，罹患恶性肿瘤且多次手术、担忧疾病预后、因疾病影响家人正常生活引发对家人的愧疚等导致患者手术前出现中度焦虑和抑郁。护士引导患者表达自己心里的感受和想法，并鼓励患者与照护者有效沟通，完成心理评估的同时也实施了信息支持、情感支持，有效缓解了患者的负性情绪。

（吴菁，孟宪丽）

参 考 文 献

1. 戴晓阳.常用心理评估量表手册[M].北京：人民军医出版社,2010.

2. 刘晓虹.护理心理学[M].3 版.上海：上海科学技术出版社,2015.

3. 杨艳杰,曹枫林.护理心理学[M].5 版.北京：人民卫生出版社,2022.

4. 姚树桥.心理评估[M].3 版.北京：人民卫生出版社,2018.

5. 郑日昌.心理测量与测验[M].2 版.北京：中国人民大学出版社,2013.

第四章
认知行为干预在心理护理实践中的应用

行为疗法最严格的界定为仅专注于可观察、可测量的行为,而忽略所有心理事件,将思维/大脑视为一个不可知的"黑匣子",不是治疗中尝试改变的重点,而将环境与行为的交互作用视为工作重点。认知疗法则关注作为感觉和行为决定因素的认知,即人们的信念和想法。阿伦·贝克(Aaron Beck)最初在 20 世纪 60 年代提出"认知疗法",旨在帮助人们识别和改变负面或不健康的思维模式和行为模式,以改善他们的情绪和行为。在心理干预领域,认知行为疗法(cognitive behavioral therapy, CBT)并不是行为疗法和认知疗法简单整合,多被视为"认知疗法"的同义词,CBT 是一种基于证据、目标导向、短程的心理干预方法,且多数具有清晰的操作流程和实践指南,因而在护理心理领域被广泛应用。

第一节　认知疗法概述

认知疗法是通过认知和情绪技术手段改变个体对事件不合理的认知、解释和评价,进而清除不良情绪和行为的心理干预方法。具有代表性的是阿尔伯特·艾利斯(Albert-Ellis)的理性情绪疗法及阿伦·贝克的认知疗法。

一、埃利斯的理性情绪疗法

(一) 理性情绪疗法概述

理性情绪疗法(rational-emotive therapy)有人本主义倾向,依赖和重视个人自己的意志、理性选择的作用,强调人能够"自己救自己"。理性情绪疗法通常由 ABCDE 五部分组成(图 4-1)。其中 A(activating events)指发生的事件,B(belief)指人们对事件所持的观念和信念,C(emotional and behavioral consequences)指观念或信念所引起的情绪及行为后果,D(disputing irrational beliefs)指劝导干预,E(effect)指治疗或咨询效果。艾利斯认为,事件(A)本身并非是引起情绪反应和行为后果(C)的原因,而人们对事件的不合理信念(B)(想法、看法或解释)才是真正的原因所在,不同的 B 可引发不同的 C。因此要改善人们不良情绪及行为,就要劝导干预(D)非理性观念的发生与存在,而代之以理性的观念。一旦劝导干预产生了效果(E),人们就产生积极的情绪及行为,心理困扰便得以消除或减弱。

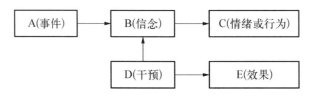

图 4-1 理性情绪疗法 ABCDE 示意图

艾利斯通过临床观察,总结出 11 种常见的产生情绪困扰甚至导致神经症的不合理信念:① 一个人绝对要获得周围所有人的喜爱和赞许;② 一个人必须能力十足,在各方面都有成就,才有价值;③ 有些道德败坏的人就应该得到严厉的惩罚;④ 事情如果不符合自己的心愿,就会感到大难临头,非常可怕;⑤ 不幸福、不快乐是外部环境造成的,自己无法控制;⑥ 面对困难和责任是件不容易的事,不如逃避;⑦ 人应该随时警惕危险和可怕的事发生的可能性;⑧ 认为必须依赖比自己强大的人,才能生活得更好;⑨ 以往的经历和事件决定一个人的现在和将来,这永远无法改变;⑩ 过分关注他人的问题,并为此悲伤难过;⑪ 人生遇到的每个问题,都应该有唯一正确的答案。

艾利斯认为非理性信念有三种形式,即自我完美信念、公平世界信念、自我中心信念。这些不合理信念通常具备三个特征:① 绝对化要求:喜欢用命令式情态动词,如"应该""必须",使自己勉为其难地追求达不到的目标,不能容忍某些不幸情况的存在。② 过分概括化:对人、对事评价以偏概全,如此评价自己,常导致自暴自弃、焦虑抑郁;如此评价他人,常导致一味责备他人,产生敌意和愤怒情绪,而影响人际关系。③ 糟糕透顶：认为事件发生会导致可怕或灾难性后果，常使个体陷入焦虑、绝望、极端痛苦的情绪体验而不能自拔。

(二) 理性情绪疗法的应用流程

1. 心理评估：主要任务是：① 建立良好的护患关系；② 找出患者情绪困扰和行为不适的具体表现(C)及与这些反应相对应的激发事件(A)，并识别两者之间的非理性信念(B)；③ 护士与患者一起协商，共同制定治疗目标，通常包括情绪和行为两方面内容；④ 向患者介绍 ABC 理论，使其了解该理论并认识到 A、B、C 之间的关系。

2. 领悟阶段：通常需要帮助患者实现三种领悟：① 是个体的信念引起了情绪和行为后果，而不是诱发事件本身；② 不合理信念会引起情绪和行为问题，自己应对自己的情绪和行为问题负有责任，应进行细致的自我审查和反省；③ 只有改变不合理信念，才能减轻或消除其目前存在的症状。

3. 修通：是理性情绪疗法中最主要的阶段。护士的主要任务是采用各种方法与技术，使患者修正和放弃原有非理性观念并代之以合理的信念，从而使症状减轻或消除。

(1) 与不合理信念辩论(D)：艾利斯认为，与不合理信念辩论的技术，即向患者所持有关于他们自己、他人及周围环境的不合理信念进行挑战和质疑，从而动摇其不合理信念。护士与患者在建立良好信任关系基础上需要积极主动地、不断地向患者发问，对其不合理信念进行质疑。提问方式包括两种。

① 质疑式提问：护士可直接向患者发问，如"有什么证据可以证明你的观点"，患者一般不会放弃自己的信念，他们会想方设法为自己的信念辩护。干预者可借助这种不断重复和辩论的过程，使对方意识到：哪些信念不现实或不合逻辑；哪些信念站不住脚；什么是合理信念、什么是不合理信念；最终以合理信念取代不合理信念。

② 夸张式提问：针对患者信念的不合理之处故意提出一些夸张的问题，这种提问方式犹如漫画手法，把对方信念不合逻辑、不现实之处以夸张的方式放大给他们看。例如，一个有社交恐惧症的求治者说："别人都看着我。"干预者可以问："是不是别人不干自己的事情，都围着你看？"

(2) 合理情绪想象技术：让患者在想象中进入他认为最糟糕的情境，体验在这种情境中的强烈情绪反应；帮助患者改变其不适当的情绪反应并体会适度的情绪反应；停止想象，让患者讲述他是如何想象的，从而使自己的情绪发生变化，并强化患者新的信念和体验,以巩固他获得的新的情绪反应。

(3)认知家庭作业:家庭作业是认知行为干预中必须具备的部分。大量研究已证实,做家庭作业的患者比不做家庭作业的患者表现出更好的干预效果。给患者布置一定量家庭作业,目的是收集资料、验证假设和学习新的认知结构,巩固会谈效果。家庭作业主要有合理情绪自助表与合理自我分析报告两种形式。

请患者填写合理情绪自助表,先找出 A 和 C,然后寻找 B。自助表中列出十几种常见不合理信念,填表者可从中找出符合自己情况的 B。之后请填表者自己做 D,对自己所有不合理信念一一进行质疑式辩论。最后填写 E,即通过与自己不合理信念辩论而达到某种情绪或行为的效果,即患者自己进行 ABCDE 分析的过程。

除认知作业,还有情绪或行为方面的家庭作业,如让患者记录自己每天的情绪和行为表现,对积极、适应性行为进行自我奖励等。

4. 再教育:主要任务是巩固治疗所取得的效果,帮助患者进一步摆脱不合理信念及思维方式,使新观念和逻辑思维方法得以强化并重新建立新的反应模式。

(三) 案例

一年轻女性与男友分手后自伤,来到急诊室进行清创缝合术。

1. 心理评估阶段

护士:发生什么事情了,让你能狠下心伤害自己?

患者:我心情很差,天要塌下来了。

护士:听上去很严重,是什么事情呢?

患者:我男朋友跟我分手了。我这么糟糕,长得不好看,人也不聪明,工作不稳定,家境也不好,现在男朋友都不要我了,我什么都没有了(图 4-2)。

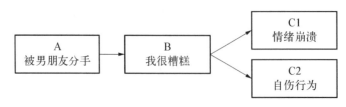

图 4-2　案例中的 ABC 模式

2. 领悟阶段

护士:这么听来,你肯定很难受。

患者：是呀。没人比我更惨了，现在手腕上还受伤了，还要来这里消毒伤口，这个消毒水消毒后太痛了。

护士：是呀。你看，你自己的行为还是需要你自己承担后果，你男朋友他感受到你的痛了吗？

患者：他才没有……我是不是很傻？

护士：你当时肯定觉得很绝望才会这样做。

患者：是的，一想到我一无是处我就……

3. 修通阶段

护士：没有男朋友、没有工作、没有家人、没有经济来源、没人关心，真的是这样吗？

患者：好像也没那么差。我还有朋友。（并不是所有患者都会这么快领悟和修通，护士需要接纳患者的感受。）

下面呈现了护士与患者不合理信念进行辩论(D)的过程：

- 虽然我的工作不稳定，但还在上班，有一点经济来源。

- 虽然我的家境一般，但小日子还能过。

- 虽然我的长相一般，但也不算难看，打扮一下挺好看的。

- 我与男友分手，也不全是我不好，我们之间其实已经有矛盾，兴趣爱好不同，生活习惯不同。

- 我与男友分手了，单身也不是不能过日子。我还有了更多自由的时间。

- 我身边的朋友对我很关心，我一有事情他们就来帮助我。

- 我爸爸妈妈虽然表面看上去冷冷淡淡，但是心里还是很惦记我的。也怪我平时跟他们联系太少。

- 有时，我下班晚了，邻居也会关心一下我，虽然这些可能只是表面的问候，但是也让我感到温暖。

护士：事情并没有想象的那么糟糕是吗？

患者：仔细想想，好像是的。

下面的陈述呈现了患者的新情绪和新行为(E)。

我也没有这么糟糕,我以后还有很多事情要去做,跟朋友一起出去游玩,增进友情;常跟爸妈联系,多关心他们;好好完成工作,让自己的收入提高一点;平时有空时打扮打扮自己,可以去学学化妆技术、穿搭学问,让自己变得漂亮一点……

护士:你手腕上的伤口开始几天会有点痛感,等它结痂后就好了,那时会有点痒,千万不要去拨弄它哦,让它保持干燥。

患者:谢谢。我现在心情也好很多了。

二、贝克认知疗法

(一)贝克认知疗法概况

贝克认知疗法认为人们的行为、情绪情感是由对事物的认知所影响和决定的。而人们的认知建立在自己以往经验的态度和假设基础之上。心理困扰或障碍的产生不是激发事件或不良刺激的直接后果,而是在歪曲或错误的思维影响下造成的。因此,治疗重点在于矫正患者的思维歪曲。

贝克根据研究发现,人们常见的思维歪曲形式主要有 6 种:① 非黑即白:也称"二分法思维",指对世界的看法处于两个极端,没有中间地带,认为自己达不到某个标准就是失败,这种思考方式导致完美主义,害怕任何错误和缺点;② 任意推断:指缺乏事实依据,草率地下结论;③ 选择性概括:又称"以偏概全",认为一件痛苦的事件被认为是永无止尽的模式,当不幸的事情发生时,认为它会一再发生,例如"我生病了,我永远不会过上幸福的生活了";④ 过度引申:也称灾难化,在一个小小的失误点上,做出关于整个人生价值的结论,比如"这次考试我考得不好,我肯定拿不到学位了";⑤ 过度夸大或过分缩小:夸大自己的失误、缺陷的重要性,贬低自己的成绩或优点;⑥ 选择性消极关注:只关注事物的消极方面而忽视积极方面,就会产生这种想法,通常过度关注消极的一面,就看不到"全貌"。

(二)贝克认知疗法的操作

1. 建立良好护患关系:通过评估了解患者的困扰及其背后的认知过程,引导患者反思困扰或问题与认知的关系。调动患者参与和配合干预的积极性,打破情绪→行为→思维→情绪的恶性循环。

2. 识别自动性想法：自动性想法又称自动性思维，是介于外部事件与个体对事件不良情绪反应之间的思维，多数患者并不能意识到在产生不愉快情绪之前存在这些想法，即前文的常见思维歪曲。那些想法已构成他们思考方式的一部分。在认知过程中，干预者需要帮助患者识别自动性想法，尤其是识别在愤怒、悲观和焦虑等情绪之前出现的特殊想法。

护士可通过提问、指导患者想象或角色扮演等发掘和识别其自动性想法。下面以实例说明识别自动性想法的干预过程。

案例情景一：识别自动思维（教学中请两位同学模拟角色扮演）

护士：可以谈一下昨晚你躺在床上没有很快入睡时的心情吗？

患者：可以。

护士：当时是什么样的感受？担心？无奈？还是其他的心情？

患者：焦虑。

护士：当时你脑海里想到了什么？

患者：我后天要动手术了，我一个人躺在手术台上。

护士：想到你一个人躺在手术台上，你的感受是什么？

患者：有无助，也有担心。

护士：当你想到这个场景的时候，最担心的是什么？

患者：我最担心的是手术结果不好，或者手术失败，那样，我可能永远也看不到我的家人了。

护士：知道了（进行心理教育）。你刚才的想法其实是一种自动性思维，它们似乎是在我们头脑中涌现出的想法，我们没有刻意地去思考它，这也是称为"自动"的原因。大多数情况下，它们来得很快，我们更多意识到的是情绪，而不是想法，如您刚才说的焦虑。很多时候想法在某种程度上被歪曲了，我们却信以为真。

患者：哦，是这样啊。

护士：希望你能识别你的自动思维，再进行评估，看它们多大程度上是正确的。比如，马上要评估的想法是"手术会失败"。如果你发现你的想法不对，其实手术失败的概率很小，你的情绪会发生什么变化？

患者：我不会这么焦虑以致失眠了。

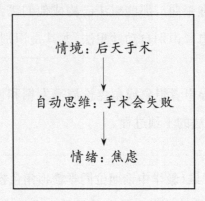

护士：现在把这个记录在纸上。当你想到"手术会失败"时，你感到焦虑。你看到想法是怎样影响情绪的吗？

患者：嗯。

护士：当你心情发生变化时，试着去识别自己的自动思维，通过不断地练习，你会比较容易识别出自己的自动思维。

（注释：学习识别自动思维的技巧跟学习其他技巧类似，有些患者很快能掌握，有些需要较多指导和练习，实践中需问的基本问题是："刚才你心里在想什么？"）

3. 识别认知性错误：找出患者所具有的自动思维后，护士还需通过不断地提出问题并反复诘问，不断层层深入，使得患者能最终意识到自己在其自动思维背后的认知错误。探索患者的自动性思维可依据以下问题进行询问：

（1）支持这个想法的证据是什么？反对这个想法的证据是什么？

（2）有没有别的解释或观点？

（3）最坏的情况会发生什么？如果发生了，我能如何应对？最好的结果会是什么？最现实的结果是什么？

（4）如果我的朋友或者家人处于相同的情境，我会对他说什么？

（5）我会做什么？

案例情景二：识别认知性错误

护士：你对"手术会失败"这个想法相信多少？

患者：50%，一半的概率吧(失败50%，成功50%)。

护士：你认为有哪些证据支持"手术会失败"这种说法？

患者：医生说的。

护士：医生怎么说"手术会失败"的？

患者：说可能会有风险，大概百分之零点几。

护士：还有其他的证据支持吗？

患者：没有了，其他的不知道。

护士：有哪些证据不支持"手术会失败"这种说法？我们也罗列一个清单。

患者：我想想。嗯……这些病友，手术结果都不错，这个算不算？

护士：对，算的。还有其他证据吗？

患者：我没有慢性疾病，平时身体健康。

护士：好的，请把这条也写上。

患者：我以前做过阑尾切除术，成功的，就是术后痛了1天。

护士：好的。我们现在看看这个清单，支持"手术不成功"的证据和"支持手术成功"的证据，您现在对"手术不成功"的想法还有百分之多少呢？

患者：减少了一点，10%吧。

护士：那你对手术焦虑的情绪好一点吗？

患者：好很多了。

4. 真实性检验：真实性检验是整个治疗的关键所在。护士需与患者一起对其自动思维进行真实性检验，使者最终认识到他的自动思维与客观事实并不相符，而是一种错误认知。只有通过真实性检验，患者才能在心中明确先前的认知错误，巩固新的认知。

自动思维常常包含着一些事实，因此患者能找到支持自动思维是事实的证据，但患者常常找不到反对的证据，护士需要干预的就是这个点，跟患者一起去寻找不支持自动思维的证据。万事开头难,辨别自己的思维是客观的还是主观的,可能并不容易,特别是当人们与内心消极的意识斗争时,不妨引导他考虑以下几个问题。

(1) 你有什么证据证明你的想法?

(2) 有没有可能你的结论是草率的?

(3) 别人对你的情况或想法有什么评价?

(4) 你还有消极的思维方式之外的其他思维吗?

(三) 其他认知干预法

1. 认知重构疗法:经历负性情绪时,人们可通过以下认知五步法加以应对: ① 描述情境;② 找出不安的感觉;③ 找出隐藏在这种感觉之下的想法;④ 评估支持和反对这种想法的证据;⑤ 采取行动,通过提出一个更准确的新想法,或制订一个行动计划来处理这种情境。下文以认知重构五步法工作表说明认知重构的操作过程。

表 4 - 1　认知重构五步法工作表

步　　骤	内　　容
① 情境	问你自己:"发生了什么让我心烦意乱?"写下对该情境的简要描述。 情境:
② 感觉	圈出你最强烈的感觉。(如果不止一种,另外用一张单独的纸) 恐惧　焦虑　悲伤　沮丧　内疚　羞愧　愤怒
③ 想法	问自己:"我在想什么让我有这种感觉?"把你的想法写在下面,圈出与这种感觉最相关的想法。 想法:这是一种常见思维方式吗? 如果是,圈出其中一个: 非黑即白　任意推断　选择性概括　过度引申　过度夸大或过分缩小 选择性消极关注
④ 评估自己的想法	现在问问自己:"有什么证据支持这个想法?""有没有其他方法看待这种情境?""别人会怎么考虑这种情景?"写下支持你想法的证据和不支持你想法的证据。 支持我想法的证据: 不支持我想法的证据:

续　表

步　　骤	内　　容
⑤ 采取行动	接下来,问自己"事情大多支持我的想法,还是大多不支持我的想法"。 如果证据不支持你的想法,就请提出一个有证据支持的新想法。这些想法通常更合理,更有帮助。在下面空白处写下你新的、更有帮助的想法。记住,当你想到未来这种苦恼情境时,用新的、更准确的想法取代你无用的自动思维。 新想法:

注:使用方法:当有什么事情让你心烦意乱时,使用这张表将有助于你理解自己的想法和感觉,并决定下一步做什么。

表格源于美国 NAVIGATEDE 项目的 IRT 手册。

2. 认知自控法:指导或教会患者在焦虑或恐惧时对自己讲"SWAP"。SWAP 是停下来(stop,S)、等一下(wait,W)、专心注意周围环境(absorb,A),以及当感到比较舒服后再慢慢"向前继续"(proceed,P)的 4 个英文单词的缩写,此即认知自控法。

第二节　行为干预概述

行为治疗是以行为学习理论为指导,按一定程序消除或纠正不良行为的一种心理干预方法。行为治疗,既针对现实目标,强调解决具体问题,也能使患者积极面对未来;主要需从行为观察对患者的病理心理及有关功能障碍质量的总体水平进行检查确认,并分析有关影响行为的环境;根据改善患者适应功能的操作化目标,制订分步骤完成的行为干预措施和治疗方案。

行为治疗学派发展出许多策略,本节将依据技术实践的难易程度、有无心理护理领域应用的实效证据及临床推广情况等,选择性地进行介绍。

一、行为评估

行为评估旨在确定事件和个体行为反应之间的因果功能关系。从行为评估中所得信息可用于设计矫正病态行为的干预计划及检测疗效。行为观察是最常用的行为评估方法,分为无人参与式观察、参与性观察和自我监督。

1. 无人参与式观察：指观察人员的工作仅仅是记录患者的外在行为，不参与患者任何事情。

2. 参与性观察：指由接受观察方法训练的参与治疗人员、同事或家人定期与患者接触，观察和记录患者在特定情景下的外在行为。

3. 自我监督：指由患者记录自己行为，包括内在和外显行为。护士应仔细地指导患者如何识别和记录"靶行为"，并强化患者的自我监督行为。此外，还可结合应用记录患者自我报告的行为与情绪状况自陈量表以快速筛选、诊断、评估患者行为的社会功能和疗效。

二、放松训练

放松训练是患者用于减轻其体验到的恐惧和焦虑的自律神经兴奋方法，通常有四种放松训练法：腹式呼吸法、渐进性肌肉松弛法、场景放松法、行为放松法等。在此，以腹式呼吸法和渐进性肌肉松弛法为例加以说明。

1. 腹式呼吸法：深呼吸或放松呼吸，以一种慢节律的方式呼吸，每次吸气，都用膈肌把氧气吸入肺内。由于焦虑或自主神经兴奋最常表现为浅而快的呼吸，腹式呼吸可以以放松的方式取代浅快的呼吸方式，减轻患者的焦虑。具体做法如下：① 选择一个让自己联想到放松的词，比如"平静""放松""平和"。② 用鼻子吸气，用嘴慢慢呼气，正常呼吸，不要深呼吸。③ 呼气时，说出自己选择的放松词，要非常缓慢地说，如"平——静——"。④ 呼气后暂停，然后进行下一次呼吸。⑤ 重复上述整个过程10～15次。

2. 渐进性肌肉松弛法：通过有意地让肌肉先紧张，随后放松的过程，自主训练在自己的控制下让身心放松。具体步骤如下：① 面部的放松：通过先紧张再逐渐放松的方式，依次对额头、双眼、鼻子、脸颊、嘴唇等脸部器官进行放松，如紧皱眉头、保持10秒（可匀速默念到10），然后逐渐放松。② 颈部放松：低头，让下巴尽量抵住胸部，保持10秒，然后放松，体验放松时的感觉。③ 臂部的放松：双手平放于沙发扶手上，掌心向上，握紧拳头，使双手和双前臂肌肉紧张，保持10秒，然后放松。接下去，将双前臂用力向后臂弯曲，使双臂的二头肌紧张，10秒后放松。再接着，双臂向外伸直，用力收紧。每次放松时，均需体验肌肉放松后的感觉。④ 肩部放松：将双臂外伸悬浮于沙发两侧扶手上方，尽力使双肩向耳朵方向上提，保持该动作10秒后放松，注意体验发热和沉重的放松感觉,20 秒后做下一个动作。⑤ 肩背的放松:向后用力弯曲背部,努力使胸部和腹部突出成桥状,坚持 10 秒后放松。20 秒后,往背后扩双肩,使双肩尽量合拢以收缩背上肌肉群,保持 10 秒后放松。

三、社交训练

社交能力是个体为实现自己的需要、达到自己的目的而与人交往的能力。积极、恰当、能实现目标的社交能力是个人心理健康的重要前提。

社交训练的方法主要是行为训练。在治疗时间进行角色扮演,作为家庭作业则在生活实景中练习。角色扮演指治疗者通过演示日常生活中的目标行为、解决问题的模式表现,体现怎样有效地应对随时可能出现的困难。角色扮演在社交技能训练中有着至关重要的作用。

社交训练具体步骤如下:① 示范:由护士示范正确行为,让学习者观察示范行为后进行模仿。② 指导:向学习者恰当地描述某种行为。指导过程中注意语言符合学习者的理解水平,指导与示范相结合。③ 演习:指接受指导和观察行为与示范后,对这种行为进行实践。设计演习时务必使演习成功,正确的演习应当立即给予强化,错误的演习给予更正性的反馈;行为表现正确时才能停止演习。④ 反馈:指表扬正确的行为,对不正确的行为做进一步指导。反馈时应表扬行为的某些方面,更正反馈时,不宜用否定的方式。

社交训练的角色扮演示范

患者:我不知道怎样与我的上司交谈。

护士:你是指工作方面的交谈吗?

患者:应该是工作方面的,其他方面的更不会跟他谈了。

护士:那我们来进行角色扮演怎么样?我来扮演你,你来扮演你上司,你可以按照你的意愿把他演得十分不合理。

患者:好的。

护士:我先开始,老板,你能解释一下这个工作内容吗?

患者:(粗鲁地)我开会时已经解释过了,你没听吗?

护士：事实上我听了，但还是没能很好地理解。

患者：那你应该重新读一遍文件。

护士：我已经读过了，但还是有不明白的地方，所以才来问您的。

患者：好吧，你哪个地方不明白？

护士：来之前我想尽力提出几个疑问，但我实在不知道怎样措辞，您能花几分钟跟我描述一下这个文件吗？

患者：你看，我现在很忙，马上要去开会了，你去问问周围同事吧。

护士：我更希望能从您这儿直接得到答案，周围同事我询问过了，大家的意见不一致。如果您愿意的话，我也可以下午再过来。

患者：好吧。

护士：我们从角色中出来，回顾一下我们做了什么，然后我们可以转换角色。

四、问题解决法

鼓励患者找到针对自己问题的解决方法，通过询问患者过去遇到类似问题时是如何解决的，或询问如果他的一位好友或家庭成员遇到了类似问题，患者会给什么建议。如果需要的话，护士也可以给一些可能的解决方法。对缺乏问题解决技能的患者，他们会从直接的问题解决指导中获益，学会提出问题、设计解决方案、选择方案、执行方案、评估效果。有些能较好解决问题的患者，则可能需要一些检验功能不良信念方面的帮助，那些信念阻碍了他们解决问题。问题解决工作表能在讨论可能的解决方案前帮助患者提出问题。

如果不知道怎么帮助患者解决一个特定的问题，你可以做以下这些事情：① 找出他们之前已试过的解决问题的方法，思考为什么其方法无效。你可以调整解决方法，或找出解决方法的阻碍因素。② 拿自己做示范。问自己：如果我有这个问题，我会怎么办？③ 请患者寻找另一个可能遇到同一问题的人（如家人、朋友、病友），患者会给他什么建议？看看这些建议能不能用到患者身上。④ 如果你没有思路，那么推迟讨论这个问题："我想讨论更多本周的问题，可暂时将其放在议程上，留待下周进行更多的讨论吗？"

要对新的建议保持开放态度，积极思考替代方案，"头脑风暴"可提出很多想法和潜在解决方案，虽然其中90％的想法和方案最后行不通或不现实，但这种方法可以让你畅所欲言，把不同想法联系起来，最终得出可以解决问题的想法。进行头脑风暴时，始终记住三件事情：你的问题是什么？你做出改变的理由是什么？你会尝试哪些解决方法？

```
┌─────────────────────────────────────────┐
│            问题解决便笺纸                  │
│                                           │
│          我的问题是什么？                  │
│  _____  │
│                                           │
│        我有什么理由去改变它？              │
│  _____  │
│                                           │
│       我将尝试哪些解决方案？               │
│  _____  │
└─────────────────────────────────────────┘
```

五、行为激活疗法

行为激活疗法（behavioral activation therapy，BAT）是针对抑郁情绪的一种短期结构化干预方法，旨在通过增加生活中的回报感以激活患者，该疗法所有技术都服务于能给患者带来愉悦感和控制感的日常生活中，使患者体验到积极强化并随之减少和消退回避行为等非适应性行为，促使患者重回正常的生活轨道。干预技术一般包括活动检测、评估生活的目标和价值观、活动安排、技能培训、方式训练、应急管理、针对语言行为的干预、针对回避行为的干预。

近年来，BAT的功效和其便于操作的特点在社区卫生保健中心、戒毒中心、住院患者、门诊患者、大学生心理咨询、团体心理干预方面均得到广泛运用。具体实施步骤如下：① 准备工作：向患者介绍疾病的基本知识以及BAT的理论基础，即行为与心境之间的关系、环境与心境的关系，使患者了解他可做出哪些有意义的改变以改善情绪。② 评估技术：通过量表等方式评估患者的病情级别和程度。③ 制订治疗目标：患者和护士共同协商制订治疗目标、系统的行为激活方法。④ 活动日志：患者记录活动日志，并在完成活动后对自己的快乐感和掌控感进行评级，护士以此了解患者的兴趣。⑤ 活动安排：护士根据患者记录的活动日志与患者一起制订活动安排，活动要以患者的兴趣、价值观及生活目标为导向,考虑患者的年龄、职业、文化水平、生活环境等因素,因人而异。⑥ 布置家庭作业:每次会谈结束时布置家庭作业。在患者可承受范围内,难度逐渐增加,必要时把一个任务分成若干部分。如果患者顺利完成,鼓励患者奖励自己,以增加其愉悦感和掌控感;如未完成,则需调整其活动安排。⑦ 行为监测:护士查看活动日志或通过口头报告了解患者上一阶段有哪些不健康行为和健康有效行为及其产生的原因和影响。⑧ 巩固治疗成果和预防复发。

第三节　认知行为干预在临床心理护理实践中的应用

认知行为疗法作为目前具有最多循证证据支持的心理治疗方法,因其操作上多有清晰的流程和实践指南,自引入我国后,被广泛用于各类人群的心理健康促进及不同类型精神障碍患者的治疗。以下介绍两个认知行为疗法在临床护理工作中应用的案例。

一、孕中晚期负性情绪的认知行为干预

妊娠与分娩虽是女性经历的自然生理过程,但正常的怀孕分娩过程对孕产妇仍是一种持久而强烈的心理应激源。研究显示,妊娠相关焦虑水平高者相比一般焦虑者发生早产的风险相应增加,产后更倾向于配方喂养计划。我国 6 个县/区孕妇焦虑症状检出率为 8.5%(357/4 210),抑郁检出率为 12.5%(525/4 210)。

孕中晚期的负性情绪主要集中在"分娩恐惧""担心胎儿健康"和"关注自我形象"等方面。认知行为治疗通过识别自动思维确定孕妇负性情绪的原因,进行认知重构,帮助孕妇摆脱固有思维和情感模式,进而改变其既往不良认知,达到消除负性情绪和不良行为的目的,同时使孕妇掌握孕产期的有关知识和技能,降低负性情绪水平,增强对自然分娩的自信心,促进自然分娩率。检索文献发现,加拿大、瑞典、土耳其、伊朗、芬兰等国家学者分别开展了该国人群的认知行为干预,加拿大更是把轻中度围产期抑郁症患者的认知行为治疗写入临床实践指南中。中华预防医学会心身健康学组执笔的《孕产妇心理健康管理专家共识(2019)》指出,孕产妇心理健康促进的方法包

括开展心理健康教育、改善生活方式、加强社会支持、提供心理保健技术等。心理保健课程包括教授孕产妇学习情绪管理、积极赋能、心身减压、自我成长等心理保健技术。结构化的心理保健技术可缓解孕产妇的压力,对孕产妇抑郁、焦虑、分娩恐惧等心理问题有预防效果。

以分娩恐惧为例,在孕中晚期,孕妇因害怕分娩时的疼痛、会阴撕裂伤及婴儿在分娩过程中受伤等原因而害怕自然分娩,认知行为干预技术在此过程中可起到"建立正确的分娩认知,减轻分娩恐惧"等作用。具体干预措施如下。

1. 沟通倾听阶段:自孕 28 周起,孕妇产检时由助产士一对一进行交流,评估孕妇对分娩过程的认知,提供针对性健康宣教,内容包括自然分娩的过程,分娩时的镇痛处理技术、会阴保护技术等,使孕妇对分娩方式有正确的认知,增强对自然分娩的信心。此阶段同时进行同伴支持,鼓励孕妇间建立联系,互相倾听、述说孕期的情感体验,帮助孕妇缓解孤独、无助与恐惧心理。在有分娩恐惧的女性中建立同伴支持小组,可使其在恐惧经验交流中获得自我认同感,缓解内疚和孤独感,在分享中学习克服分娩恐惧的方法,在鼓励与支持中增强自然分娩的勇气。

2. 建议阶段:助产士根据孕妇及其配偶意愿,共同讨论制订分娩计划书,内容包括分娩方式的选择、药物镇痛分娩意愿、母乳喂养意愿等。

3. 决策实施阶段:根据分娩计划书有针对性地实施分娩情景认知干预,分 3 个模块。① 情景导入:主题为"孕妈妈的烦心事",包括孕早期、孕中期、孕晚期 3 个时期,每个时期包含 3 个孕期常见心理困扰案例视频。② 认知启发与教育模块:通过案例中的情景映射,唤醒孕妇内心深处的分娩恐惧,帮助孕妇转变思维方式,学会用恰当的情绪表达方法积极应对即将到来的分娩。③ 情景模拟与角色扮演模块:助产士向孕妇讲解分娩各阶段主要事项,由孕妇自由组合进行角色扮演和模拟演练。

4. 决策优化与巩固阶段:根据实施情况讨论、分析干预中存在的问题,对分娩情景认知干预进行优化,干预 7 次后,助产士提醒学习不到位的孕妇加强分娩模拟内容训练,直至临产。

随着网络技术的发展,依托网络媒体的心理干预越来越普遍。任永莲等将孕妇群体的面对面认知行为干预模式转变为"互联网＋医疗健康"服务模式,方案分为两期,治疗期为 6 次线上视频,巩固期为 3 次线上交流。并通过单盲随机对照实验研究验证其可实施性。其干预方案除了基本的认知行为疗法,增加了书写情绪日记、思维反思日记、思维改变记录、记录问题解决策略方法、事件反思表等家庭作业,干预频次为每周 1 次,每次课程 30~50 分钟,同时在干预期间提供在线交流和视频回访,方便孕妇根据自己的安排选择时间进行学习。

二、慢性疼痛的认知行为疗法

慢性疼痛通常指疼痛持续 3 个月、超过急性病一般的进程或超过受伤愈合的合理时间,并伴随睡眠紊乱、食欲缺乏、个性改变、嗜睡等自主神经障碍及精神、社会、家庭多方面不适应的心理障碍。虽已有一些关于抗抑郁剂或支持性心理治疗的研究,但在医疗,特别在护理过程中未被普及,大部分患者仍在临床接受传统药物治疗。

慢性疼痛是综合性医院常见的问题,此类患者存在明显的躯体疼痛症状,首次就诊多会至骨科、神经内科等科室,因得不到对症状的合理解释,临床检查及影像学所见与患者主观症状及功能障碍状况常不完全吻合易致患者反复就医,且生物医学模式为基础的治疗方案效果不明显,单纯的药物治疗常不能控制其疼痛症状,进一步增加了患者的就医行为,造成医疗资源的浪费,给患者造成极大痛苦,也给社会造成沉重负担。

慢性疼痛的认知行为治疗始于 20 世纪 60 年代末期,是应用心理学原理改变慢性疼痛患者的行为、思维方式或知觉,以减轻其精神痛苦。慢性疼痛最初由生物因素引起,但疼痛的持续存在与心理、社会和行为因素相互作用有关,称为慢性疼痛的认知-行为模式。该模式认为慢性疼痛所呈现的行为改变和情绪反应受到患者的认知(对行为改变和情绪反应的理解程度)的影响,即患者的思维和应对方法可影响其知觉、情绪改变,甚至直接加剧疼痛。认知行为干预分为三个阶段。

1. 疾病教育:通过疼痛教育,教授患者了解慢性疼痛的身心机制和应急生理机制,帮助患者理解社会心理因素如何参与躯体症状的形成。

2. 认知行为治疗阶段:觉察不合理的疾病信念,去除悲观化、灾难化认知,理解并切断"症状→认知→情绪→行为"互相加重和维持的恶性循环过程,调整和改变疾病归因模式,发展适应性的应急应对方式,识别并纠正对疾病以外的负性自动思维;设定学习目标和解决疼痛问题的有效性策略(包括有规律的锻炼活动能力、开发积极的信念和面对恐惧→回避行为），旨在通过改变感觉经验转移其精神上的注意力，提高感知疼痛的应对能力，改变患者对疼痛的认知。

3. 总结性治疗：明确患者获得处理症状的技能和适宜的认知方式，减少慢性症状的负性影响，预防复发。

改变不合理疾病归因案例

　　患者：我一头痛，心情就变差。这个头痛伴随我十多年了，怎么看都看不好。

　　护士：你是说，你开始头痛，就会引起你的情绪反应？

　　患者：是的，会心情不好，抑郁。

　　护士：你头痛后，心里的想法是什么？

　　患者：我得了不治之症，这个病是看不好的。

　　护士：你的意思是说，你头痛后，会有一个想法：这个病是不治之症，然后就心情变差？

　　患者：对的。我可能得了癌症之类的病了。

　　护士：你以前去医院检查过吗？

　　患者：当然检查过了，医生也没有办法。

　　护士：你的意思是说，没有检查出特别的疾病，还是说这个病没有希望看好？

　　患者：拍了CT，医生就说是血管痉挛，不需要特殊治疗。

　　护士：就是说不是特别的疾病？

　　患者：可以这么说。但是会反复头痛啊，说不定是癌症啊！

　　护士：你是说，你头痛了十多年，是得了癌症？

　　患者：有这个可能性。

　　护士：除了头痛，你还有其他的不适症状吗？

　　患者：好像没有。就是会觉得累，心情不好。

　　护士：你的意思是，你得了癌症，十几年了，却只是头痛，心情不好，而没有表现出其他的症状？

　　患者：这样一说，好像是不大可能。说不定是现在医学检查不出的疾病呢？

　　护士：如果是现在的医学检查不出的一种病，最坏会发生什么？

患者：我也不知道会发生什么。好像也就头痛了,有时会心情不好,乱发脾气,没有胃口,没有心思专心工作。

护士：那么现在你对"头痛是得了不治之症"的想法还相信多少?

患者：好像少点了,大概30%。

这位患者把头痛归因为得了癌症或不治之症,导致每次头痛就出现情绪差,甚至抑郁的情况。护士引导患者对头痛进行合理的归因,便降低了患者因头痛所致情绪问题。

（陆惠洁,李玉梅）

参 考 文 献

1. 马特尔,迪来杰恩,赫尔曼-邓恩.抑郁症的行为激活疗法：临床医生手册[M].王晓霞,冯正直,译.重庆：西南师范大学出版社,2017.

2. Judith S. Beck.认知疗法基础与应用[M].翟书涛,译.北京：中国轻工业出版社,2001.

3. 孔敏,郭敏,石文昕,等.认知行为疗法对分娩恐惧孕妇干预效果的Meta分析[J].护士进修杂志,2022,37(21)：1973-1978.

4. 任永莲.网络认知行为干预方案的构建及对高危妊娠孕妇负性情绪的影响研究[D].山西：山西医科大学,2021.

5. 史蒂芬妮·阿兹里.复原力：应对压力与挫折的心理学[M].张瑞瑞,译.北京：中国友谊出版公司,2021.

6. 汪丹丹,郑蔚,史艳萍,等.基于移动APP的冥想练习改善肺癌患者预感性悲伤的效果[J].护理研究,2020,34(15)：2767-2770.

7. 德博拉·罗思·莱德利,布莱恩·P.马克思,理查德·G.亨伯格.认知行为疗法：新手治疗师实践指南(原著第三版)[M].王建平,李荔波,李婉君,等,译.北京：中国轻工业出版社,2022.

8. 韦璇,郑书传,赖鹏,等.失眠的认知行为治疗对慢性失眠患者睡眠质量及催眠药物使用的影响[J].中华精神科杂志,2017,50(1)：47-50.

9. 夏春娟,王凌云,赵倩娜,等.基于护患共同决策模式的情景认知干预在初产妇阴道分娩中的应用[J].护理研究,2023,37(6)：1099-1102.

10. 谢国军,Wendy Li,贾福军.MoodGYM网络认知行为治疗对护理人员焦虑抑郁情绪的干预研究[J].中华行为医学与脑科学杂志,2019,28(5)：453-457.

11. 杨艳杰,曹枫林.护理心理学[M].4 版.北京：人民卫生出版社,2017.

12. 姚建军,周振和,唐步春.认知行为治疗对网络游戏障碍患者内隐认知偏倚的影响[J].临床精神医学杂志,2020,30(5)：352-354.

13. 姚树桥,杨艳杰.医学心理学[M].7 版.北京：人民卫生出版社,2020.

14. 中华预防医学会心身健康学组.孕产妇心理健康管理专家共识[J].中国妇幼健康研究,2019,30(7)：781-786.

第五章
家庭心理干预在临床护理
实践中的应用

家庭是个体最重要的关系网络和生活环境。我国文化长期受儒家思想影响,具有显著家族主义特征,家庭中许多问题都直接或间接影响着每个成员的身心健康。当家庭中某个成员生病,无论是身体疾病或精神疾病,其他成员的生活都会受到很大影响。此外,家庭成员还承担着照护患者的主要任务,有时,患者家属是医护患者照护合作团队中的重要组成。患者家属也是卫生服务的对象,家属照护负担过重或亲人临终深陷绝望时,也需要为其提供心理护理。

第一节　家庭心理干预概述

一、家庭心理干预主要理论

(一) 家庭生命周期(family life circle)

家庭与个体一样,有其发生、发展和消亡的周期性过程。家庭生命周期指家庭从成立到解散的不同阶段,每个阶段都伴随着特定的发展任务和转变。了解家庭生命周期的特征对于家庭心理干预非常重要,因为它可增进人们对家庭发展和变化的理解,帮助心理干预人员更好地把握家庭的需求和挑战,为家庭心理干预提供指导和框架,促进家庭的健康发展和适应能力。

卡特尔(Carter EA.)和麦戈德里克(McGoldrick M.)将家庭生命周期分为"独立

成人阶段、新婚成家阶段、养育新人阶段、子女成长阶段、家庭空巢阶段、夕阳晚景阶段"六个阶段。每个阶段又对应一个"情感过渡的关键原则"及"家庭结构的调整"。随着生命周期的推进,家庭成员之间的关系也经历着转变,家庭成员角色也需要不断地被重新定义。

1. 独立成人阶段(对自己的情感和经济负责):此阶段情感过渡关键原则是年轻人、成人离家,对自己的情绪和财务负责。家庭主要任务是家庭中的子一代从原生家庭中分离,开始发展亲密的同伴关系,并在情感与经济上取得独立。

2. 新婚成家阶段(承担新的人际系统责任):结婚组成新家庭,建立婚姻系统,重新组织家庭和朋友的关系,以便接纳配偶。家庭主要任务是夫妇双方生活的相互适应,适应新的姻亲关系,准备迎接新生命来临。

3. 养育新人阶段(接受新家庭成员):新生命降生,夫妻双方需要调整婚姻系统,给新生命留出空间;增加了养育孩子、财务及家务等任务;重组家庭关系,包括接纳父母亲和祖父母角色;有儿童照顾、经济负担、工作调整、妇女就业等压力。家庭主要任务包括父母角色适应、为人父母的学习、夫妻与父母两种角色之间的协调。

4. 子女成长阶段(增加家庭界限灵活性及容忍孩子独立性):拥有青少年的家庭,需要转变亲子关系,允许青少年在家庭系统内有自由出入的空间;而父母应重新关注自身婚姻和职业发展,开始照顾老人;此阶段常有亲子冲突(青少年自我认同感危机)、父母事业发展与稳定性等压力。家庭主要任务:亲子关系调整、家庭经济与事业的向上发展、婚姻家庭与生活的再调整。

5. 家庭空巢阶段(接受家庭成员离开及新成员进入):子女成人后离家独立生活,夫妻重新回到认识二元的婚姻系统;发展成年人之间的关系;重组与公婆、岳父母及孙辈的关系。此阶段主要任务是接受子女的独立和离家、重新适应二元的婚姻生活的再调适。

6. 夕阳晚景阶段(接受改变的辈分及角色):即指某些人面对心理失落时,仍能保持自己、夫妻的功能和兴趣,寻求新的家庭和社会角色的选择;支持中年代际;给晚年的智慧和经验留出空间,在力所能及的范围内支持更年长的长辈;处理失去配偶、兄弟姐妹和其他同辈人的伤痛,准备迎接死亡。此阶段主要任务:接受退休和失去工作地位、同事,适应健康衰弱和老年,建立起可能失去配偶的心理准备,做好配偶逝去的心理调整、自己对归宿和死亡的心理准备。

在家庭生命周期的任何阶段,如果家庭中某个成员突发重大疾病、婚姻家庭关系破裂、家庭成员遭遇交通事故等重大家庭应激事件时,家庭原有的生活规律会中断,家庭成员在这个特定的生命周期内,将面临该周期的不同责任和负担,如照顾负担、财务负担、生活负担、工作搁浅等一系列问题,使整个家庭处于急性应激状态,会面临重新调整家庭计划,协调夫妻间的情感关系及角色任务,在此期间健康的家庭成员可能因压力产生一定的精神心理问题。

(二)家庭弹性(family resilience)

家庭弹性又称家庭复原力、家庭韧性,指家庭在面对应激源时实现适应和恢复的力量。该定义目前尚未达成一致,其含义基本包括3方面:一是家庭遭遇挑战或危机;二是家庭展现出良好的适应性;三是家庭系统内外资源得到关注。文献中有多个家庭弹性的理论模型,受篇幅限制,此处仅介绍在"儿童患者、精神障碍患者及各类慢性病患者"家庭弹性临床干预实践中借鉴较多的弗洛姆·沃尔什(Froma Walsh)家庭弹性理论模型。

该模型揭示了家庭弹性的关键过程是通过信念系统、组织模式和沟通过程促进家庭及其成员对逆境的适应。核心观点是当家庭面临压力时,对家庭组织的需求就会成倍增加,如果家庭拥有乐观的信念、超然性和灵性等更大的价值观体系,以及灵活的家庭组织模式且在沟通过程中发送和接收清晰一致的信息,使用开放的情感表达及协作解决问题的方法,将更有利于家庭压力应对。

沃尔什认为家庭弹性是个人、家庭与外界环境互动的过程,包括家庭信念系统、家庭组织模式和家庭沟通过程3个关键因素。

1. 家庭信念系统:该系统是影响家庭功能的核心因素,也是培养家庭弹性的关键点。家庭弹性中的信念系统包括为逆境赋予意义、积极展望、超然性或灵性三方面。

(1)在家庭发展中赋予逆境意义,意味着家庭成员通过积极沟通,充分了解所面临逆境的真实情况,将逆境视为家庭生命周期中的正常环节之一,将面临的危机视为可掌控、可逾越的挑战,家庭成员需要保持一致,共同应对。

(2)积极展望,具体表现为希望、乐观、肯定优势和潜能等,对迎接和战胜逆境充满信心,相信能战胜逆境,家庭的未来会变得更好。

（3）超然性和灵性，包括两方面：一是指宗教信仰、艺术、榜样角色等对家庭表现的影响；二是与家庭成员的习得性和灵感有关，具有抗逆力的家庭，会不断从逆境中学习，在克服逆境中实现新的成长。

家庭信念系统的三个要素本质上都是要使家庭在逆境中保持积极的整体意识，共同应对家庭生命周期中面临的困境。

2. 家庭组织模式：包括灵活性、联结感及社会与经济资源三要素。

（1）灵活性指面对危机冲击时，家庭能迅速做出适应性调整。因此要求家庭结构具有可塑性和灵活性。

（2）联结感即家庭凝聚力，是影响家庭组织模式的重要因素。一个具有凝聚力的家庭，家庭成员在面对困境时能团结一致，相互理解和支持，同时又能让每个家庭成员在应对危机中有实质性的"存在感"。尽管家庭内部联结感很重要，但保持高质量的社会联结，如与关系较密切的亲属及社区保持联结也非常重要，最后是保持家庭经济安全。家庭组织模式倾向于应对困境的行动层面，不仅需要做出家庭内部结构调整，形成家庭内部合力，更需要积极挖掘和调动一切资源和优势实质性地应对困境。

（3）家庭沟通过程与解决问题。沃尔什认为良好的沟通对家庭功能和抗逆力至关重要，沟通贯穿于塑造信念系统、家庭组织模式等家庭调动一切资源和优势，积极应对困境的全过程。家庭沟通过程中追求表达信息的真实性，包括家庭正面临困境的信息、家庭成员各自感受等，基于此寻求合作解决问题，家庭成员在沟通时应避免归罪他人，特别是其他家庭成员，避免形成新的家庭矛盾。

（三）夫妻二元应对理论（couple dyadic coping theory）

夫妻二元应对理论最早于1995年由德国学者博登曼（Bodenmann）提出。博登曼认为，在压力应对过程中伴侣间存在相互依赖的关系。当伴侣双方共同面临压力与挑战（如家庭成员患有慢性病）时，压力应对模式应从以个体为中心的模式转化为夫妻二元系统交互模式，强调伴侣双方在相处过程中应共同感知压力，评估压力，沟通压力，在压力应对过程中相互帮助，维持婚姻稳定。简言之，二元应对即指夫妻双方在面对共同压力源时的反应、决策及互动模式。

博登曼构建了夫妻二元应对系统交互模型理论，被广泛应用于癌症患者、各类慢性病患者及其配偶的二元应对干预实践中。该理论认为，夫妻二元应对主要包括积极应对与消极应对两个维度。积极二元应对有 4 种形式：即压力沟通、支持应对、授权应对、共同合作。消极二元应对有 5 种形式：即控制、矛盾、过度保护、保护缓冲、不参与。积极二元应对可有效调整伴侣间的应对方式，使慢性病患者与照顾者共同参与，共同决策。而消极应对中的制约与过度保护均不利于慢性病患者的康复，可造成患者角色强化，功能减退，过分依赖照顾者，加重照顾负担。系统交互模型聚焦伴侣之间的共同压力沟通，注重应对的整体性。

二、家庭心理干预形式

1. 家庭心理教育（family psychological education，FPE）：是一种针对精神病患者及其照顾者的临床干预模式，主要通过提供与病因、诊断、临床主要症状、疾病发展进程及治疗相关的教育材料，传授针对解决疾病问题的技能，培养患者主要照顾者的积极应对方式，提高患者及其家人的交流能力和家庭危机管理能力，并帮助照顾者发现内在力量，以减轻心理压力，进而减轻其照顾负担及心理痛苦。

2. 家庭咨询（family consultation）：也称家庭系统咨询或支持性家庭咨询，指心理健康服务人员与精神疾病患者的家庭照顾者共同协商，评估家庭的资源、需求和目标，协助家庭解决特定问题，并引导他们接受更长期的干预服务。家庭咨询帮助患者及家庭照护者家属发掘家庭本身潜藏的力量和资源，满足他们对疾病信息的需求，培养有效的交流技能，设定与患者之间的界限，为患者提供情感支持。家庭咨询可提高精神疾病患者家庭照顾者的自我效能感，进而间接促进患者康复和提升家庭整体幸福感。

3. 家庭支持和倡导小组（family support and advocacy group）：是一种开放式支持性小组，通过同辈引导和随时加入小组的开放式设置，为精神病患者的家属提供情绪支持、疾病与治疗信息，与有着相同经历的人分享情感的机会。家庭支持小组使精神病患者的照顾者形成相互支持的人际网络，在小组活动中，患者家属可随时分享与照顾患者相关问题的解决方法，同时进行角色示范、扮演并获得积极反馈，相互交换关于疾病、可利用资源和应对方式等信息，达到相互支持及共情的效果。该模式最初用于精神疾病患者及家属干预，也有应用于儿童慢性病及癌症患者的家庭干预。

4. 夫妻干预（couple therapy）：最常见类型是二元应对（dyadic coping，DC）干预，指伴侣双方在相处过程中应共同感知压力、评估压力、沟通压力，在压力应对过程中应相互帮助，以维持婚姻的稳定。这种对压力的二元化概念不仅强调伴侣间经历压力相互依存的关系,还将应对过程与外部压力源置于一种关系环境中,即伴侣不仅要应对自己的个人压力,还要应对彼此的压力。

5. 家庭互助干预(多家庭干预):也称多家庭讨论小组,即把家庭干预和团体干预相结合。在一个多家庭小组中,4 到 8 个家庭有一个共同的问题,通过一系列会面,围绕着解决他们共同的问题一起工作,并由一到两位专业干预者为他们提供支持。此干预方法的假设是:来自不同家庭成员能把他们自己的观点和经验带进小组,尤其是当他们有相似问题时。共同的经验交流、相互支持、建设性批评和对模式的学习被认为是起作用的因素。当各个家庭"坐在同一条船上",并且忍受着相同的痛苦,他们就会较少地做出防御,容易表现得更加开放,并且能开放地谈论他们的困难。各个家庭能在其他家庭那里反映性地看到自己,并在其他人身上更容易看到他们无法在自己身上觉察的问题。

三、家庭心理干预特点

与个体干预相比,家庭干预能从更宽广的视角观察和处理求助者的问题。家庭干预的系统思维充分体现了生物—心理—社会医学模式,强调心与身、人与环境的统一。与个体心理干预相比,家庭心理干预具备以下几个特点:① 强调从整体和系统视角考察问题,将干预重心聚焦于调整家庭关系和结构,干预对象是整个家庭系统;② 着眼于此时此地,侧重横向考察,不纠缠已发生的历史事件;③ 鉴于每个家庭皆有其特殊性,很难界定干预效果的好与坏,故干预实践者应充分考虑和尊重求助家庭的选择,鼓励他们自主解决自己的问题。

家庭心理干预的优点:① 整体观念,多层次、全方位看问题,避免片面性;② 价值取向从病理心理学到积极心理学,避免缺陷取向、求全责备、苛求完美、悲观主义;③ 发展观,避免静止看问题、只看横断面的问题、只看既往的或既有的问题;④ 工作重心从矫治缺陷到动员、发展资源,重视预防与康复。

第二节　系统式家庭医学

系统式家庭医学把家庭、卫生健康事业及患者的其他生活环境看作躯体疾病(特别是慢性病)的重要交流环境,生病并不仅仅意味着躯体的疾病,也意味着一段不可预见的时期内遭受病痛折磨(=生活),以及与自己(=意识)和他人(=沟通)谈论疾病。系统式家庭医学认为,家庭和专业人员是作为"共担责任"的合作伙伴。系统式家庭医学超越了家庭的界限,到达照护过程中不同学科之间合作的层面。干预者需将家庭成员甚至主要社会环境中的成员纳入,以促进个体及家庭摆脱因疾病所致生活困境。

一、系统式家庭干预的原则

1. 干预实施者对问题背景的理解:症状和问题放到关系的情境下才有意义。

2. 问题和症状可视为合理的行为:如情绪是有功能的,情绪或偏离常态的行为反应可能是应对外在压力的适应性反应。

3. 资源取向和解决问题取向:关注干预对象有什么应对资源,而不是有什么缺陷或问题。相对于从过去确定原因,更关注寻找达到"更好明天"的解决路径。

4. 系统式自我反思:干预实施者将自己看作服务对象的合作者,目的在于从中学习,被干预者是解决其自身问题的专家。

二、系统式家庭干预技巧

(一) 家庭会谈技术

1. 循环提问:是系统式家庭干预中最重要的提问技术。循环提问的假设是人们的行为并非由他人实际想法决定,而是受到人们所认为的他人想法所支配。因此,建议直接大胆地对关于他人的推测和猜想进行提问。循环提问会使交流看起来比详细询问当事人自身感受更有趣。该种提问方法可用于早期信息收集阶段,也可用于后期干预阶段。例如:看到某位青少年患者哭泣,不是直接问:"你为什么哭,你感觉如何?"而是可以问患者母亲:"您怎么看待孩子的哭泣? 您认为孩子当下的感觉是什么?"

2. 差异性提问:指针对差异进行提问,如家庭中谁对疾病最关心? 谁对疾病的治疗最乐观,谁最悲观? 也可用"百分比"提问,显示信息的差异:"您认为自己心情不好百分之多少是因为疾病?"或用"尺度"提问:"如果用 0～10 分别表达您情绪痛苦的状态,0 代表没有任何痛苦,10 代表痛苦到极点,您认为您当下的状态应该选择哪个数字?"

3. 问题变得更糟的假设提问：有时候，问题的存在是有功能的，可能是一种对两难处境的创造性解决办法。如果人们提出很多关于解决办法的提问，就假定了这个问题原本就应被解决。但如果问题能被看作是有用的，就会发展出欣赏的视角看问题，通过"问题变得更糟的假设提问"，问题如何被制造和维持就会变得明确。例如，"假如想让问题变得更糟，你能做什么？""你父母怎么做会让你的情况变得更糟？"

4. 问题好转的假设提问：如果人们把目光越多地集中于问题，目光逐渐变得越来越狭窄，那么好的方面就不容易被看见，需要着手寻找经验或办法，寻找新的可能性。例如，"您怎么做，可能会让您的情况变得更好？"或"要改变您当下的状态，您周围有哪些资源可以帮到您？"

5. 未来取向的提问：通过刺激家庭成员形成对未来的人、事、关系、行为等的计划，将对病态行为的积极赋义投射到将来，诱导这些计划成为将会"自我应验的预言"。例如，"一年以后，你比较理想的生活是什么样的？为实现你想要的生活，你会怎么做？"

6. 积极赋义：帮助家庭成员改变看待问题角度的方法，即对当前的问题和症状，从积极的方面重新进行思考和描述，摒弃指责的态度，发现问题积极、有利的一面。例如，"自生病以来，有没有好的事情发生？"

7. 问题外化的提问：指澳大利亚家庭治疗师迈克尔·怀特发明的将人与问题分开的提问。例如，"糖尿病从什么时候开始成为你们家庭的一员？它让您遭遇了什么痛苦？"或"它如何影响您的生活？它如何影响您与家人的关系？"

（二）家谱图（genogram）

家谱图指以图的形式描述家庭从祖父母到自己三代人的血亲关系和婚姻关系。家谱图是一种基本的临床工具，可帮助心理干预者对来访者及其家庭系统保持一种系统观。家谱图用视觉方式呈现家庭中各种关系及各种有关家庭的信息。在以家庭为单位的心理干预中，以家谱图作为工具，可方便、快捷、有效地收集横向维度的有效信息；探索、解释、分析来访者的困扰或问题；分析家庭结构和家庭关系模式。家谱图是帮助人们理解家庭模式的实用工具，家谱图包括以下信息：家庭成员间关系、亲近程度、重大疾病史、生育史（分娩、出生或流产）、重大生活转折（如死亡、结婚、离婚、经济或法律纠纷等）。借助家谱图,可较全面地了解个人成长背景、家庭结构与功能、家庭成员间的关系、家庭成员的人格特点、行为方式、沟通模式和价值观等。在医疗领域,为应对家庭医疗中出现的种种危机,提供真正的以家庭为导向的医疗服务,家谱图成为重要信息收集的工具。

家谱图主要是描述家庭成员的姓名、性别、出生及死亡日期(也可只注明年龄,但心理干预者要在家谱图底部加注制作家谱图的具体时间)、家庭成员的婚姻状况(包括结婚、离婚、再婚等)、宗教信仰、职业、最高受教育程度等。基本家谱图除包括上述信息,还包括那些与整个家庭居住在一起、但不属于这个家庭中的人,如有些家庭有保姆与家庭成员生活在一起,其虽不是家庭成员,但某种程度上是这个家庭中的一部分。基本家谱图可回答"谁""如何""何时"三方面的问题,即"谁是这个家庭中的成员""他们如何构成一个家庭(通过血亲关系? 婚姻关系? 收养关系?)""家庭成员何时来到这个家庭(出生时间、出生顺序、结婚时间、收养时间等),何时离开这个家庭(死亡时间、分居或离婚时间等)"。

家谱图提供了一些简单的符号代表性别,不同的线段表示家庭关系。一些家谱图也会将住在一起的家庭成员用圆圈标识(图5-1和图5-2)。

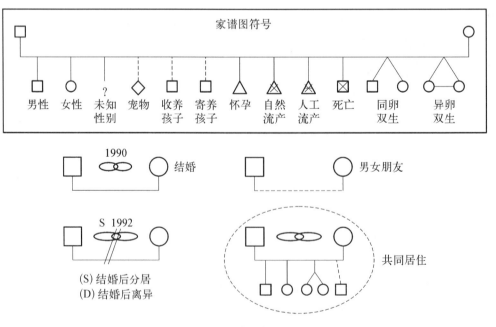

图5-1　家谱图常用的符号

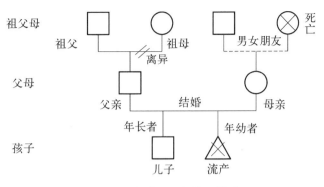

图 5-2　家谱图和多代际模型

　　家谱图的绘制都是从基本家谱图开始,第一步,用基本符号画出被干预者的基本家庭结构,即被干预者及其父母或子女两代人的家庭,接着加入祖父母及父母的兄弟姐妹。第二步,画完家谱图基本框架后,再添加其他有关家庭的信息。家庭信息的收集通过访谈形式完成,信息收集具体内容多少和广泛程度由使用家谱图的目的和咨询的目标确定。第三步,是在家谱图上描绘家庭成员的关系,家庭成员关系特征可以是家庭成员自己的叙述,也可由干预实施者自己观察获得。

　　系统式家庭干预涉及多种实用的干预技术,如时间线、家庭格盘、悖论干预等技术,鉴于篇幅,以下仅介绍上述两种基本实践技术。

三、系统式家庭干预的应用

　　在此列举一份针对儿童头痛的家庭咨询,采用三段式会谈形式。

1. 开场提问:"我们怎样才能一起支持您的孩子?"

　　(1)澄清任务:使所有人都能理解通往咨询会谈的途径;询问对咨询会谈的复杂感受(您依据什么觉察家庭咨询有帮助/没有帮助? 在 0～10 的范围内,您认为家庭咨询对您的帮助有多大?)。

　　(2)简明的头痛史数据收集(关注躯体不适的既往病史):首次发生头痛的时间和背景;头痛在一周和/或一天中何时发生? 头痛有多严重,持续多长时间,多久发生一次?

　　(3)探讨其治疗头痛的尝试(探讨成功或不太成功解决问题的尝试):询问围绕头痛的家庭互动情况;询问家人对头痛的看法,头痛是怎么形成的以及是否/如何摆脱头痛?

　　(4)探讨头痛获益的理由(在头痛中有何获益):如获得父母的关注、增进家庭凝聚力、获得特殊待遇（不必上学）等。

（5）促进对受头痛影响的儿童的脆弱性/敏感性的接受和欣赏：几乎所有的母亲都认同，头痛的孩子是特殊的孩子，他们特别敏感，通常也具有特殊的能力和禀赋。鼓励孩子的特殊才能，并一起探讨有哪些著名人物也是这类疼痛的患者。

（6）为头痛的儿童和整个家庭准备家庭作业：放松练习。要使放松的想法具有吸引力，就不能将其等同于需费力学习的练习，而是与乐趣和舒服愉悦相系。可请家庭思考："你做什么会使自己感觉良好？""作为一位母亲/父亲，您是如何放松的？""您的家庭如何营造宁静的氛围？"布置放松作业：如请父母做观察者，回家后观察并记录，"什么让您的孩子感到有趣？什么让他感觉良好和舒适，他是如何放松的？"

（7）讨论：家庭中的敏感者和健壮者如何将家庭中的遗传禀赋作为资源利用？

（8）特别观察任务：资源和解决的方案：确切观察，什么资源或方案有助于儿童在日常家庭生活和家庭之外更好地应对其头痛。

2. 第二次和第三次会谈的开场语："与上次相比有什么变化？"

（1）未来提问：如果我们六个月后再次见面，您可能会报告哪些变化？如果某天晚上发生了奇迹，头痛飞出了窗外而且再也没有回来，之后你会做什么不同的事？

（2）问题变糟的假设提问：如果它们要拜访你却睡过了头，你是否会把头痛主动引诱过来？

（3）解决问题取向的假设提问：假设你可以像著名的绵羊多利那样被克隆，并且你的复本有同样的头痛问题，作为一个有经验的头痛专家，你会如何建议他？

（4）两年后和五年后的愿景：那时，头痛、孩子与其他家庭成员之间的关系会是怎样的？

（5）结尾声明：咨询结束后，为了继续成功地向前推进，您会做什么？最后，我还想说的是祝贺您的进步。

第三节　家庭心理干预在临床患者照护中的应用

家庭心理干预理论及实践技术关注家庭作为一个系统对患者心理健康的影响，

延用至心理护理领域,即要求临床护士在为患者提供心理护理的同时,也需关注患者家庭照顾者心理健康状况,促进患者与家庭成员的良性沟通,缓解疾病给整个家庭的压力,帮助家庭积极应对疾病的挑战,促进患者及家庭成员身心健康。以下将通过几个临床实践项目及案例,呈现聚焦家庭的心理干预在临床护理中的应用,以期为临床护士开展家庭心理干预提供借鉴。

一、儿童慢性病患者家庭弹性干预

针对儿童慢性病患者家庭弹性干预的实践,在临床上已引起广泛重视。有学者基于家庭弹性理论和行为改变模型,构建了慢性病儿童家庭弹性干预项目,旨在通过对患儿父母实施阶梯式干预,提高患儿家庭照顾者的疾病照护水平,增强患儿家庭信心,促进患儿家庭弹性提升,继而实现家庭面对儿童患病后实现良好适应。具体实践方案总结如下。

(一) 实践干预方案

1. 干预方案目的：提高卫生服务能力,向家庭提供有关家庭弹性的信息和策略;增加患儿父母的知识和信心,以实施策略提高他们的家庭韧性;促进父母寻求帮助的行为;根据家庭的情况提高家庭的弹性和照顾者的心理健康。

2. 第一阶段：常规宣传(简报干预)。

所有出院患儿的父母都会获得一份家庭弹性和幸福情况说明书,这份说明书包括出院摘要及常规临床实践。此类干预的前提是确保所有从儿科医院出院的患儿家庭,无论其入院原因如何,都可获得标准化简短家庭弹性和幸福支持信息。该简报式说明书为患儿家庭提供简短的心理教育和提升家庭弹性的策略,同时,提供部分相关社区组织联系信息等。

3. 第二阶段：针对性宣传(手册干预)。

对参加常规康复治疗的患儿父母实施针对性干预,目标聚焦于"如何构建一个坚强的家庭""如何构建一个有抗逆力的家庭"以及"未来的准备"三方面内容。手册可命名为"坚强的父母,有弹性的家庭",是一本73页(A4纸大小)的彩色插图、螺旋装订手册,采用了以父母为中心、以力量为基础的认知行为方法以促进家庭适应力。鼓励父母发现家庭优势资源,发展对弹性家庭特征的理解,确定技能和优势的目标,并实践具体策略去改善家庭弹性。干预者鼓励家长与其他家庭成员共同完成有关家庭弹性活动的建立。手册包含一个全面的清单，为患儿及其家庭提供社区服务和慢性病管理，具体内容见表5-1。

表5-1 坚强的父母，家庭弹性手册(Hamall, Heard, Inder KJ, et al., 2014)

模　块	内　容
引言	家庭弹性定义
建立一个强大的家庭 (building a strong family)	家庭弹性模型
	手册内容说明和摘要
	案例研究
	了解我的家庭活动
	共享生活，共享里程碑，时间线活动
	家庭支持活动
建立一个有弹性的家庭 (building a resilience family)	弹性家庭概况
	家庭实力清单活动
	保持日常活动
	照顾好你自己和彼此的活动
	家庭沟通情况表和工作表
	与家人共度时光的提示和技巧
	积极思考的工作表
	解决问题的工作表
	尊重关系的情况介绍
	育儿小贴士资料表和育儿策略工作表
	了解疾病概况和自我管理活动
为未来做准备	家庭支持服务清单

4. 第三阶段：主动宣传(家长信息支持和团体干预)。

在阶段2的3个月随访中报告心理痛苦的参与者将被认为有需要参与干预的第

3步。心理困扰将根据简易心理状况评定量表(K10)的分值定义,所有报告K10分高于15分的患儿父母将被邀参加项目干预组。项目组一名成员将通过电话联系有需要参与的患儿家长,并邀请他们参加一个信息支持小组。

家长信息支持小组是一个教育、支持和技能发展小组项目,专门针对正在经历心理痛苦的患儿家长。小组计划内容基于"强大的父母,有韧性的家庭"手册,提供一个额外机会,在一个便利、互动的同伴支持环境中讨论和实践策略。信息支持小组将面对面的交流和互动与在线交流策略相结合,干预进行六周时间。

在第1周,参与者将参加一个全天会议(4小时＋1小时午餐),会议期间,他们有机会与其他家长联系,分享他们的经验,并与干预引导者互动,获取及熟悉"强大的父母,有韧性的家庭"手册中的相关材料。这个会议包括约15名参与者,由2名接受过训练的具有心理学或相关健康专业背景的干预引导者主持。

在第2周到第5周,关于家庭弹性策略的材料由一个研究团队成员每周在在线论坛上发布一次,该成员将担任网站主持人,并鼓励参与者阅读材料,与他们的家庭一起参与活动,并发布他们的评论进行小组在线讨论。

在第6周,最后一次会议,为家长提供一个面对面讨论他们经验、回顾他们在项目中的参与并完成评估的机会。详细说明每个会议和在线材料的内容、结构和格式的引导者手册,最大化地标准化干预内容的交付。

(二) 干预效果评价

此项研究也进行了干预效果的纵向追踪性评估,评估指标包括:患儿父母的幸福感、家庭功能、社会联结、家庭信仰体系等。研究结果证实,家庭弹性干预方案通过改变患儿家庭对逆境的理解,帮助家庭建立并保持积极乐观的心态,积极寻求外在的社会支持,促进了家庭弹性的提升。研究者指出,该项目可使患儿家庭无需依赖高强度心理专业咨询便可获取有效的信息,可对心理压力较大的患儿家庭提供额外指导。

慢性病患儿家庭弹性干预项目,可满足慢性病儿童家庭心理健康提升的潜在需求,可显著提升慢性病患儿家庭的幸福感和家庭弹性水平,此干预项目对我国儿童青少年患者的家庭照护也具有一定参考价值。

二、乳腺癌夫妻二元干预

乳腺癌抗癌治疗过程中,手术及放化疗等因素常导致患者形象受损、女性特征缺失、更年期提前、性功能障碍、不孕等问题,影响夫妻关系的质量。

二元干预是一种针对患者与配偶的干预措施,这种方案将患者及其配偶看作一个二元整体同时实施干预,以促进双方共担压力、共享资源、共同积极应对压力事件,有循证证据显示这种干预方法可显著提升乳腺癌患者及其配偶生存质量。下文以国内学者聂志红等修订的《"助她痊愈"乳腺癌患者配偶夫妻沟通干预方案》为例,阐述乳腺癌患者及其配偶二元干预的实践过程与评价。

(一)"助她痊愈"乳腺癌患者夫妻沟通干预方案

对照组:乳腺癌患者住院期间,责任护士向患者夫妇发放健康指导手册。具体内容主要包括:乳腺癌病因、诊断、心理调节、治疗及患者术后康复锻炼等疾病相关知识。

干预组:在对照组基础上,接受"助她痊愈"乳腺癌患者配偶沟通干预。标准化干预方案共5单元,如下所述。

第一单元:主题为"自我放松"。首先介绍项目内容,邀请患者配偶分享妻子患乳腺癌以来的感受、描述妻子患癌对其生活造成的影响以及期间自身遇到的最有挑战性的事情,进而指导患者配偶认识到首先关注基于自身需求的问题解决,才能更好地帮助妻子;其次,邀请配偶描述当自己感到放松时是如何跟妻子相处的,向其分享放松的好处;最后,询问日常放松情况,根据患者配偶需求制订一份 10~15 分钟的个性化放松计划。

第二单元:主题为"倾听"。邀请配偶分享当遇到困难时,有人愿意倾听的经历和感受,询问以往倾听妻子的情景;结合案例培训倾听的三个部分,包括安静地、全神贯注地听,接纳她的感受,说出他自己的感受,运用角色扮演及自身示范的方法练习以上三个部分,以便于配偶掌握。

第三单元:主题为"更深入地理解她——开放式提问"。干预者举例说明什么是开放式问题及开放式问题的好处,通过具体案例练习开放式提问,最后干预者与配偶进行角色扮演,确保配偶掌握开放式提问方法,并能熟练运用。

第四单元：主题为"创建和她在一起的休闲时光"。帮助配偶掌握 3 种与妻子联络感情的方法和技巧：① 写一封感谢妻子的信；② 抚触：学习手部和背部抚触；③ 带妻子去旅行，暂时远离乳腺癌。配偶可任选以上两种方法与妻子互动，最后帮助其克服实施困难，制订后期的练习计划。

第五单元：项目总结。请配偶书写单元总结，分享学习心得，帮助其制订后期实施计划。

(二) 实施过程

每次干预安排在患者接受化疗住院期间的闲暇时间，提前预约并发放配偶指导手册。根据化疗周期安排干预频率，乳腺癌患者术后需要化疗 4～8 个周期，每个化疗周期为 24 天，一次化疗 3 天，间隔 21 天后进行下一次化疗。选择一次化疗 3 天时间中的 2 天分别干预第一、二单元，间隔 21 天后干预第三、四单元，继续间隔 21 天后，干预第五单元，每单元干预时长为 50 分钟，干预形式为个体干预。

(三) 干预评价

干预评价指标包括：① 配偶技能调查表（直接测量乳腺癌患者配偶与妻子的沟通水平和自我照护能力）；② 焦虑状态问卷（评估即刻或最近某一特定时间或情景的体验或感受）；③ 流调用抑郁自评量表（用于筛查有抑郁症状的对象）。结果显示，与对照组比较，干预组患者及其配偶在各项检查指标上均呈显著性差异。

三、受父母艾滋病影响儿童的家庭心理干预

此案例源于一项"共同促进赋能行动（together for empowerment activities，TEA）"的多层次干预方案，实践案例来自我国某省的多个村庄。干预重点聚焦"提升家庭克服艾滋病毒感染者带来影响的能力"，其主要目的是促进亲子交流和互动。

(一) TEA 干预具体方案

1. TEA 干预包括三个模块：即健康的身体及健康的心理、积极的家庭互动和生活质量，每个模块包含两部分内容，如表 5 - 2 所示。

表 5 - 2　TEA 干预内容(Li, 2014)

项　目	签到和介绍、活动(双人分享、角色扮演、放松)、团体规则、问答、分发相机和学习如何在家庭工作中使用		
	TEA 聚会 (TEA gathering)	TEA 时间 (TEA time)	TEA 花园活动 (TEA garden)
模块 1：健康的身体及心灵	第 1 部分：保持健康的日常生活 第 2 部分：保持良好的心理健康	家庭厨房 家庭相册 家庭情感彩虹 餐桌主题	社区健康博览会
模块 2：积极的家庭互动	第 3 部分：加强家庭团结，克服困难 第 4 部分：培养积极亲子关系，以获得家庭支持	家庭结构 我的彩色家庭包 "我爱我的家人"记忆书	社区体育活动
模块 3：生活质量	第 5 部分：建立信心，在逆境中成长 第 6 部分：融入社区并为社会做出贡献	我的梦想：儿童画展 为邻居和朋友举办的茶会	儿童绘画展和家庭才艺表演

2. TEA 干预的实施包括三个层次的活动。

(1) TEA 聚会：携带 HIV 的父母(parents living with HIV，PLH)和家庭成员小组会议。

(2) TEA 时间(每次 TEA 聚会后安排所有家庭成员参与六种家庭活动)。

(3) TEA 花园活动(建立三个社区融合的社会活动)。所有 TEA 活动相互联系，但也都遵循各自的时间表。每组会议大约 2 小时,同一个干预地点的所有干预活动大约需要两个半月完成。

3. 干预方案中,有两种类型活动专门针对儿童： TEA 时间作业和两项推荐的例行家庭活动。

(1) 家庭作业包括：① 我的家庭厨房(my family kitchen),追踪营养和运动习惯;② 我的家庭彩虹(my family rainbow),要求家庭成员识别代表整个家庭情感的颜色;③ 我的家庭包(my family bag),让整个家庭参与设计和制作体现重要家庭价值观的手提袋;④ 我的家庭书(my family book),要求孩子填写一本关于父母的家庭书信息,包括给父母或祖父母的信;⑤ 我梦想的画作(my dream painting),允许孩子们在社区活动中展示他们的创意作品,主题是"我的梦想"。

（2）家庭例行活动:① 餐桌主题(table topics),将 100 个相关主题印在索引卡上,并放在餐桌上的装饰盒中;儿童带头打开卡片,开始在家庭成员中讨论每个主题;② 家庭相册(family album),为每个家庭提供数码相机,以记录他们的日常生活和 TEA 时间活动,然后与他人共享家庭相册。

（二）干预效果评价

本项干预效果评价指标:① 父母照顾,反映父母的温暖和兴趣;② 自尊,评估自我价值感或自我接受感;③ 问题行为,评估是否存在与退缩、攻击和犯罪等行为有关的问题;④ 抑郁症状;⑤ 家庭功能。该研究显示:干预组与对照组自尊和问题行为测量水平相当,但对照组平均亲代照顾率高于干预组;干预措施对儿童心理结局的影响:在 3 个月和 6 个月的随访中,干预组儿童的自尊水平增长总体高于对照组;但将 PLH 和家庭成员报告的抑郁症状或家庭功能纳入模型的测量结果差异并无统计学意义。

四、应用系统式家庭会谈技术改善精神分裂症患者的母子互动不良沟通模式

本案例来自精神科病房的临床实践,案例中的儿子是一名精神分裂症患者。每次患者母亲到医院探望儿子时,儿子总是问她:"妈妈,你有没有收到我给你寄的钱、包包和别墅?"此时母亲总是说他:"你纯粹在瞎说,真是精神不正常,哪里收到过什么钱、包包和别墅呀! 你又在发病了。"而每次儿子听母亲这么回应后,就转回头一走了之,再也不理睬母亲了。为此母亲很伤心、也很难过。

病房护士长基于系统式家庭干预理念,建议母亲适当改变与儿子的沟通方式,指导母亲用"系统视角"看待儿子的精神症状以及"在关系背景的情境中"理解儿子的精神症状,而不是完全站在疾病的立场上考虑。也许,儿子想表达的是对母亲的一片孝心,因为儿子从小是和母亲两个人生活的,看到了母亲为这个家所付出的艰辛,在家要照顾她,在外要努力工作,其实儿子要表达的是想给母亲多一些爱和快乐,多尽一份对母亲的孝心,只是这种爱通过精神症状表达。

护士长建议母亲要学会理解儿子,设身处地地站在儿子的立场去考虑这个问题。

具体沟通内容摘录如下：

护士：你觉得儿子出现这样的想法可能会是什么原因？

母亲：他有时会说妈妈你很穷、很可怜的，我给你钱。可能我骗他在外面上班，他觉得这么大年纪还要上班，挺可怜的。儿子也会关心我的身体，叮嘱我在外面注意安全。有时我趁他还算正常时，就会给他"洗脑子"，我觉得他一直活在自己不正常的世界里，给他讲道理听不进去。我真是着急啊！

护士：你在和他沟通的时候，是否尝试过其他方式？比如，你可以站在他的角度回答问题。

母亲：他脑子里老是想钱的事，还问我，送给我的包收到了吗？我和他说，这是不可能的，没有收到包，也没有收到钱，他听后就虎着脸一转身，再也不搭理我了。医院离我家挺远，我每次都向单位请假，天再热我也每周都来看他，还总是给他买喜欢吃的食品，可是每次说不了几句话，他就转身不理我了，我想想都觉得难过（此时母亲开始抽泣）……

护士：你可以从儿子角度回答，如果下次见面时儿子再说起这些话，你可以尝试这么说："你送的包可能在路上，钱收到了但没那么多。"这样就会和你儿子错位的时空更贴切些，理解他，顺着他，试试看你儿子会有什么反应和表现。我到国外去学习后发现，国外的患者在家属、社区社工、医院等帮助下，在小剂量药物治疗下疾病控制得都不错。

护士：你儿子对你"汇钱、买名牌包包、买别墅"等精神症状，说明他有丰富的内心世界（积极改释），可能因为在医院里没办法在行动上有表现，所以就从他的想象中去关心你。其次，要尊重儿子，尽管儿子现在是发病期，思维和行为方式不同于正常人，但作为一个人他同样需要被尊重。最后，要接纳儿子和他所患的精神疾病。

母亲接受建议后，当儿子再次问她以上问题时，母亲转变了与儿子的沟通方式，母亲反馈说，这次在儿子乱说时（说是给我汇了5 000万元），我不像以往那样去指责儿子，而是说他很好很乖，心里总想到给我钱用，对我有孝心，这样表扬他后，看到他脸上露出开心的神态，也明显感觉我们之间的关系融洽多了。以后每次母亲来探望儿子时，母子两人总能开开心心地聊着。

五、总结

由以上实践案例可见，个体患病以后，家庭在其社会支持系统中起着关键作用。家庭是患者获得情感支持的源泉，是治疗决策的共同承担者，是照护和关怀慢性病患者的重要场所，是疾病所致经济、职业和社会负担的承担者。医疗系统与家庭系统融合，能够共同促进患者的身心康复和社会回归。

（施艳，史靖宇）

参 考 文 献

1. Hamall KM，Heard TR，Inder KJ，et al. The child illness and resilience program (CHiRP)：a study protocol of a stepped care intervention to improve the resilience and wellbeing of families living with childhood chronic illness[J]. BMC Psychol，2014，2(1)：5.

2. Froma Walsh.家庭弹性[M].朱眉化，译.上海：华东理工大学出版社，2013.

3. Li L，Liang LJ，Ji G，et al. Effect of a family intervention on psychological outcomes of children affected by parental HIV. AIDS and behavior[J]. 2014，18(11)：2051－2058.

4. Poole LA，Knight T，Toumbourou JW，et al. A randomized controlled trial of the impact of a family-based adolescent depression intervention on both youth and parent mental health outcomes[J]. Journal of abnormal child psychology. 2018，46(1)：169－181.

5. 艾力帕提·太来提，陈金荣，牛敏瑞，等.家庭心理教育对慢性精神分裂症患者照顾负担有效性的 Meta 分析[J].临床精神医学杂志，2022，32(5)：385－389.

6. 安叶青，七十三，曾小叶，等.家庭抗逆力理论在风险应对领域的应用：演变、价值及挑战[J].心理科学进展，2023，31(3)：428－442.

7. 丁春戈，梅永霞，林蓓蕾，等.二元应对在慢性病患者及其配偶中的应用进展[J].中华护理杂志，2018，53(5)：626－630.

8. 聂志红，刘均娥，苏娅丽，等.乳腺癌患者配偶夫妻沟通干预的随机对照研究[J].中国护理管理，2019，19(5)：682－687.

9. 约亨·施魏策，阿里斯特·冯·施利佩.系统治疗与咨询教科书（基础理论）[M].史靖宇，译.北京：商务印刷出版社，2018.

10. 约亨·施魏策，阿里斯特·冯·施利佩.系统治疗与咨询教科书（具体心理障碍知识）[M].史靖宇，译.北京：商务印刷出版社，2022.

第六章

团体心理干预在临床护理中的应用

1905 年,美国的内科医生普拉特(Joseph H. Pratt)将 20 多位住院的肺病患者组成一个团体,采用讲课/讨论/现身说法的形式开展团体治疗,讲解疾病知识,邀请恢复较好的病友讲述战胜疾病的心路和经验。普拉特对团体治疗的探索取得了成功,参加成员纷纷报告自己的收获,反响强烈,因此他被称为团体辅导的先驱。

20 世纪 90 年代,清华大学的樊富珉教授将团体心理干预形式带回国内研究推广。进入 21 世纪,随着全社会对心理健康的重视和需求不断增加,团体心理干预进入蓬勃发展期,受众面由学校扩大到公司/医院等机构。而由护士主导的以患者及患者家属为目标群体的团体心理干预也日渐进入临床心理护理领域。

第一节　团体心理干预概述

一、团体心理干预形式及其概念

1. 团体心理教育:团体心理教育是团体心理干预的一种,是由健康教育者或拥有心理干预经验的专业人员向罹患某种疾病的患者及其家属提供的一种心理干预方法,它以疾病教育、培养问题解决能力为基础,以改善干预对象的心理状态和提高其应对能力为目标。团体心理教育不仅对患者自身有用,对其家人或照料者也颇有帮助,因此,团体心理教育根据团体成员属性可以分为对患者进行、对患者照料者或家属进行,以及两者结合同时进行三类。

2. 团体心理辅导：团体心理辅导指运用团体动力学原理，由受过专业训练的辅导人士同时对多位成员进行专业辅导，协助成员整合教育、职业、个人、社会的信息，以形成正确的认知观念与健康的行为方式，增进成员适应社会的能力，得到心灵上的成长，对个体心理健康具有预防性和发展性功能。团体辅导的对象主要是无心理疾患的群体，有效的团体辅导能促进个体自我察觉、调适情绪、疏解心理压力、满足自尊需求、提升建立与维系人际关系的能力、处理困扰问题、转变态度等。团体辅导能更有效地发挥教育的功能，通常团体辅导可采用多种形式，比如，辅导过程可使用视频、录音资料、文摘、演讲等，也可以采用小组讨论的方式。

3. 团体心理咨询：团体心理咨询是借用团体动力以及人际交互作用，促进成员在更深层面做自我探索、自我觉察、自我接纳的历程。成员在团体营造的彼此尊重、感到安全、被接纳的氛围里，可逐步放松自己、放下防卫，从而能面对个人发展中面临的各种问题，满足各种需要。在团体心理咨询过程中，通过成员的自我表达，成员间的互动与回馈，彼此的经验分享与支持鼓励，可带给个体新的自我觉察，促使个体在观念上、态度上、行为方式上有所改变，借此提升社会适应能力。

4. 团体心理治疗：团体治疗不同于团体心理教育和团体心理辅导，指实践者运用心理学的理论和技术，基于良好的医患关系，通过团体互动技术和语言及非语言手段等，改变有心理疾病或情绪障碍及行为异常者的不正确认知和行为。治疗多在医疗机构中实施，治疗过程有相应的理论作为指导，通过团体治疗帮助患者弄清楚心理障碍的原因，并找出解决问题的方法和改进措施。团体治疗带领者多以临床精神科医生、心理治疗师、社工、有心理咨询师或治疗师资质的临床护士等专业人士为主，治疗对象是由具有某种疾病特征的患者所构成的团体，过程重在治疗疾病，目标是促进患者心理疾病或心身疾病的转归和康复，通常需要对干预效果进行评价。

临床情境中，以上三者的最主要区别是干预主导者和干预对象。由护士主导的团体心理干预更倾向于团体心理教育及团体心理咨询，部分具有心理治疗师资质的临床护士也可依据其胜任能力，带领心理治疗团体。以上各种形式的团体心理干预在临床护理实践中均有广泛应用，如刘均娥等实施的乳腺癌康复者自我形象的团体接纳与承诺干预，李玉梅等开展的提升护士心理弹性的焦点解决短期团体干预等，无论干预对象是患者群体还是护士群体，均取得了较好的干预效果。

二、团体心理干预原理

团体心理干预依据团体心理动力学原理实施。团体由富有生命力的个体组成。团体内的个体与个体互动，就构成了团体动态的活动过程，在这个过程中产生的影响个体及整个团体的力量就是团体动力。通常，团体的力量由团体领导风格、团体结构、多元文化背景、成员间的相互作用、人际关系状况等构成。作为团体带领者，只有认识团体动力、恰当地运用团体动力，才可能有效地工作，达成团体目标。

欧文·亚隆（Irvin Yalom）是团体心理治疗领域的领军人物，他提出了 11 种影响团体功能成效的因素，即疗效因子（它随着人类各种复杂体验的相互作用而产生，这种相互作用被称为疗效因子）。他认为任何一个成功的团体都需要具备以下因素。

1. 希望重塑：即对自己的生活感到有希望、有信心。希望的重塑和维持对任何心理干预来说都是至关重要的。参与者对团体的信心本身就具有疗愈效果。干预者要增强参与者积极的期望，还要对团体干预性质做一个清楚、有力的说明。干预者也应该有效利用这一因素，时常提醒团体成员注意所取得的进步。干预者相信自己及相信团体的效能是非常重要的。许多自助性团体，如心脏病患者组成的开心团体、癌症患者的同伴支持性团体及脊髓损伤患者团体等，通常请已经康复的患者作为团体领导者，叙述他们战胜疾病的故事，他们自身经历就是活生生的启示。一些慢病自我管理小组利用老学员来鼓励新学员积极处理他们的健康问题，提高个体的效能感，可能会降低医疗护理成本。

2. 普通性：即意识到自己遇到问题不是唯一的，别人同样会遇到相似的问题。当患者发现他们并不孤单，其他人也有相同的困扰和生活经历时，他们会如释重负。同伴干预团体成员由于有着共同的亲身经历，他们相互之间即可进行有力的真空性交流，这是干预者无法企及的。当团体成员感受到自己与别人的相似之处并与他人分享自己最深层的忧虑时，伴随而来的宣泄及来自他人的完全接纳会使他们获益颇多，这一点在临床同伴支持性团体干预中体现得最为明显。

3. 传递信息：欧文·亚隆将传递信息界定为对心理健康知识的教导式指导或给出忠告、建议和指导。在护士主导的团体心理干预中，也强调对患者的疾病相关知识教育、心理健康教育，如症状管理和用药管理等，可利用讲座、作业和评分方式创造出良好的宣教氛围。某些癌症患者自助团体、心脏手术患者团体等，鼓励团体成员彼此交换信息，或邀请临床专家讲座等，团体带领者与团体成员的理想状态是合作、合伙关系，而不是命令和从属关系。临床上护士主导的各类疾病康复团体，大多涉及此环节。

4. 利他主义：即在学会关注他人的过程中感受生命的意义，逾越自我关注，团体成员通过付出而有所收获。在团体干预过程中，成员彼此都能获得很大帮助，他们相互提供支持、保证、建议和领悟，自愿暴露类似的困惑，团体成员通常能接受组员的观点。利他行为中，还有另一个微妙的益处，即许多原本抱怨生命没有意义、往往沉浸于病态的自我关注者，在团体中关注他人的过程中，也可感受到生命的意义，逾越其自我关注。在为罹患危及生命和较重疾病（如癌症和艾滋病）的患者所设团体中，关注生命意义和利他主义是其团体心理干预中特别重要的组成部分。

5. 原生家庭的矫正性重现：治疗团体在许多方面都类似于家庭，有权威/父母角色、同辈/兄弟姐妹角色、深刻的人际关系、强烈的情感等。带领者就像是参与者的父母，参与者可能会体验到类似原生家庭中与父母或兄弟姐妹互动的关系模式，有机会重温家庭的体验，并有可能挣脱一直禁锢于其中的既往家庭角色，尝试新的行为，这对于早期缺乏保护和照顾的成员至关重要。

6. 提高社交技巧（获得成熟的社交技巧）：基本社交技巧的培养是所有团体干预的疗效因子。一些为住院患者做出院准备的团体或青少年团体，都可能明确强调社交技巧的培养。角色扮演可用于帮助团体成员学习求职时如何与未来雇主交流。团体干预的基本规则是鼓励成员坦诚相待，因此，成员可能对自己的不良社会行为获得大量信息，如与他人交谈时眼光不敢直视及自己毫无觉察地阻碍社交关系的不良习惯等。经过较长时间团体干预的成员会得到比较成熟的社交技巧，他们学会如何有效地回应他人，知道解决冲突的办法，能较少地进行主观评价而更善于体验和表达共情等。

7. 行为模仿（向其他成员学习塑造积极的行为）：成员可从别人身上学习到通用的策略，并应用于自己的生活情境，如在有生理疾病的患者所组成团体成员经常因看到其他成员有效处理和自己相似的问题而获益。成员不仅可从观察相似问题的人在团体中的成就而有所得，也可学习他们努力的方式，这在同伴支持性团体心理干预中尤其常见。

8. 人际学习：人与人之间的相互需要与生俱来，基于生存的需要，也是社会化需要。没有人可超越人类互相联系的需要,包括濒死者。很多患者生病后,需要重新调整人际关系,特别是与照顾者之间的关系。临床上进行心理照护时,常需要医护人员协助患者处理好与照顾者的关系,以降低患者及其主要照顾者的痛苦。如脊髓损伤的成年男性需要重新调整与配偶的关系;乳腺癌手术切除患者与配偶的关系调适等。即使是临终患者,也需要处理好其与亲人的关系。

9. 团体凝聚力(包容和接纳使成员紧密联结):有凝聚力的团体,成员间彼此接纳、支持,并渐渐地在团体中发展出有意义的关系,此为团体干预奏效的重要因素。凝聚力有助于成员自我暴露及在团体中建设性地表达冲突,这些现象都可促进治疗的成功实施。

10. 情绪宣泄:开放的情绪表达对团体干预过程极为重要。情绪表达与个体的希望感、自我效能感及应对能力直接相关。在早期乳腺癌的女性患者中,相对于一些回避、压抑痛苦的患者,能较好表达情绪的患者的生活质量更好;在艾滋病男性患者中,相对于极力掩饰自身痛苦、回避哀伤过程的患者,一些能表达自己情绪并从悲伤中寻找意义的患者的存活时间更长。情绪宣泄只是心理干预的一部分,情绪表达程度也因人而异,不宜以带领者观点做评估,而应根据每位成员的经验而定,如一个非常拘谨的人,其不动声色的表达足以说明事态严峻。

11. 存在意识因子:此因素包括了解生命有时不公平、生命中某些痛苦或死亡不可避免;了解无论与他人多亲近,自己仍须独自面对人生;面对生死,自己更能诚实地生活,不被生活小事羁绊;认识到无论别人给予多少指导和支持,人们终究须为自己的生活方法负责任等。如有报道,经过 10 次团体心理干预的早期乳腺癌患者不仅焦虑抑郁得以减轻,而且据她们的陈述,团体经历让其重新排列人生的主次,更有勇气面对生活的挑战等。

三、团体干预过程

团体心理干预的运作,是动态、复杂的变化过程,大多数团体都处在持续改变的过程中。通常任何一个团体都会经历开始、过渡、成熟和结束的发展过程,每个阶段都是连续、相互影响的。根据清华大学樊富珉教授提出"三阶段观点",即团体辅导过程可概括为三个阶段,分别是团体初创阶段、团体工作阶段和团体结束阶段,不同阶段有不同的特点、工作内容及相应的技术,可供不同团体心理干预借鉴。

（一）团体初创阶段

1. 初创阶段的特点：团体建立之初，团体成员不清楚团体规则，成员易被自我占据，无法关心团体，团体尚未形成结构；人际沟通表面化，谈论的内容表浅，较少开放自己；团体成员的情绪体验较复杂，对团队有好奇、期待或怀疑，看似彬彬有礼，但内心局促不安。此阶段，建立成员的安全感和信任感是最重要的。

2. 初创阶段的工作内容及技术

（1）促进相识，建立信任感。选择简单、无压力、便于相识的活动，如轻松体操、微笑握手等，带领成员顺利进入团体。

（2）签订团体契约，引导成员参与团体、更好地达到团体目标。契约书的内容主要有成员的权利和责任、团体规则等，可帮助成员在沟通中增强自信心和对团体的兴趣，明晰团体基本规范。

在团体初创阶段应注意，成员之间彼此缺乏了解，不宜进行过多的自我表露活动。

（二）团体工作阶段

1. 工作阶段的特点：此阶段又称凝聚力阶段，是团体发展阶段中工作过程最长的时期。此时，团体气氛自由且安全，成员彼此信任、相互支持，主动积极投入团体，愿意表露真实的自我，能表达比较冒险的问题和负性感受；成员对团体的信心增强，成员改变的动机强烈。

2. 工作阶段的内容

（1）成员彼此谈论自己或他人的心理问题和成长经验，提供和接受反馈。团体干预与个体干预的区别之一，就是团体辅导的反馈呈多元性。成员彼此互为资源，相互之间可发挥"镜子"的功能，通过体会他人的感受，可更清楚地表达自己的感受，既可为别人提供反馈，也能开放性地接受反馈，进而为每个成员提供了解自己的有意义的资料。

（2）利用团体内人际互动反应，发现自身的缺点与弱点、存在的不足，通过深入讨论，建立对自身及问题的认知重建。

（3）在团体中做出行为改变。当成员在团体中感受到较高共情时，可发展出深入的人际关系，随之就是个人态度、行为的改变，把团体作为实验场所，连接改善自己的心理与行为，以期能扩展到现实社会生活中，踏上自我实现之路。

3. 工作阶段的技术

（1）引导参与的技术：包括讨论、写体会、写日记、自由讨论、行为训练、角色扮演等，以事实为中心，避免无谓的纷争。团体为每位成员提供民主参与的机会，既不使过于活跃的人剥夺他人的机会，也不使拘谨的人失去分享的机会。

（2）解决问题的技术：包括具体化问题、头脑风暴可能的解决方法、总结每种方案的利弊、评价、制订计划、评估成效等。

（3）及时介入的技术：团体进程中，成员从自我探索与他人的反馈中尝试改变，有些现象需要团体领导者发现并及时介入加以引导，如针对"成员注意力集中在团体之外的人和事，交流是无效率的漫谈、成员说话前后常常先寻求他人的认同"等现象的介入。

（4）运用团体练习的技术：团体领导者在工作阶段常会选择一些有价值的团体练习，比如自我探索、价值观探索、相互支持、脑力激荡等，以及练习后的交流分享帮助团体成员成长。应注意，运用练习不是目的，练习过程中的感受、思考、领悟的分享和觉察，引发深入思考才是目的，不宜为做练习而练习。

（5）讨论技术：团体讨论是工作阶段运用的最普遍的方法，旨在沟通意见、集思广益、解决问题。可采用圆桌式、分组讨论、辩论式或脑力激荡法进行讨论。

（三）团体结束阶段

1. 结束阶段的特点：在团体辅导的结束阶段，成员出现离别情绪，有的成员不愿意结束，担心离开团体后自己会重回过去的状态，希望延长团体辅导的时间。成员对团体的情感越强烈，对外在现实生活的担心就越明显。

2. 结束阶段的工作内容及技术

（1）认真处理离别情绪。团体领导者鼓励成员将其担心、失落等感受表达出来，并提醒成员团体结束的积极意义所在，即团体之所以有当下的和谐和进步正是因为成员的积极参与、坦诚沟通、认真投入的结果。因此，成员在真实生活中只要采用同样的态度和行为，也有建立和谐关系的机会。

（2）协助成员整理学习成果，以期顺利应用于实际生活。可通过询问成员下列问题帮助大家整理和评估其团体经历："团体的经验对你个人生活有什么影响？""有什么特别原因使你对自己的生活、态度及人际关系更为了解？""你生活的哪些改变来自团体经验?"等,从而整合其零散的收获。随后协助成员做好行动计划,将所学应用到日常生活,达到真正成长的目的。

(3)评估团体干预的效果:可采用行为计量、心理测验等定量方法评析,也可用主观报告、工作日志等方法。评估内容包括团体目标是否达成、达成程度如何、成员的改变和收获、成员对团体的满意度等。团体辅导的真正目的是希望成员能将在团体中所学扩大、延伸至生活领域中,长久地发挥积极影响。因此,不仅在团体结束时要评估效果,还需追踪评估,时间可选择团体结束后的几周至几个月内,可与成员直接面谈、电话、邮件沟通,也可以通过追踪聚会的形式,邀请成员重新回到团体做自我报告。追踪评估可强化成员持续改变的信心,激发成员坚持改变的动力。

第二节　结构式团体心理干预

按照团体干预结构化程度、团体干预实施方式可分为结构式团体心理干预和非结构式团体心理干预。前者通常有明确的主题和固定的参与者,有具体的开始时间和结束时间,有根据主题或需解决问题等预先设计好的团体干预方案,干预进程有严密的组织程序。

而非结构式团体则不安排有程序的固定活动,领导者配合成员需要,根据团体动力的发展状况及成员间彼此互动关系,决定团体心理干预目标、过程和程序。领导者的主要任务是催化、支持,多以非指导方式进行。由护士主导的团体心理干预多为结构式团体干预,此节将重点描述结构式团体心理干预的准备及实施过程。

一、结构式团体心理干预的特点

结构式团体心理干预指团体有预定目标和明确主题,有适合对象,根据团体成员需要、意见反馈、个人行为、心理作用设计而成的演练活动,将认知、行为等治疗方案整合,并通过团队成员间的影响而产生积极治疗作用,可帮助患者重塑自尊、提高自我和谐水平。结构式团体心理干预的过程包括:每个团体干预开始时引导成员;团体聚会前提供书面描述;设置清晰的时间和空间;运用自信的个人风格;为患者的团体干预定位做准备工作;利用前后一致、首尾连贯的团体干预程序。

结构式团体心理干预活动目标清晰,团队领导者的身份易辨认,聚焦于团体干预的主题而采用较多的引导技巧,选择有针对性的结构式练习,有预先设计好的团体方案,可促进团体内成员的互动,以达到团体干预的目的。一项重点调查出院患者对住院期间经历的团体治疗情景的评价报告显示,结构式团体干预比非结构式团体干预的疗效好。同时,结构式团体干预具有易复制、可推广的特点。

二、结构式团体干预流程

1. 相识与热身(5～10 分钟):为团体开场打破僵局,促使成员融入团体,增加团体凝聚力,增进成员彼此互动,为主要活动做准备。

2. 主要活动讨论(30～40 分钟):是团体的核心活动,是团体目标能否达成的关键,团体活动内容按照目标而设计。

3. 讨论与团体活动结束(5～10 分钟):结束前 5～10 分钟,总结此次团体干预;让成员分享心得与巩固所学;预告下次团体干预的主题;制订家庭作业。

三、结构式团体的带领者

(一) 带领者的条件

团体活动可带给成员积极的影响,也可对成员造成心理伤害。一个团体在发展的过程中,团体带领者的个人素质与工作技能具有关键作用。团体带领者需具有心理学、人格理论、社会学等多种理论与心理技巧知识,同时有参加团体心理干预的个人经验,熟知人与人之间的互动影响、沟通、改变过程,并不断学习以提高自身能力。

格尼夫妇提出团体带领者的心理行为特征包括:良好的意愿,与人相处中对人的尊重、信任和关爱;有能力与人分忧共乐;认识并接纳个人的能力,帮助他人发现自己的能力;愿意向他人学习,从不同学派里借鉴观念与技能,整合出适合自己的风格;愿意开放与冒险,自我尊重与自我欣赏;在生活中保持开放、诚实和自我察觉;不断自我成长。

(二) 基本沟通技能

1. 倾听:带领者的积极倾听可使成员愿意在团体内部真实地表达自己、愿意提出问题、愿意探索自己。带领者的倾听技能表现在:倾听成员的语言信息与非语言信息,包括听内容,听语调、语速,"听"身体语言,深入地倾听到语言与非语言不一致的信息;全场性倾听,听得到整个房间、全体成员的语言与非语言信息,通过他们的面部表情、身体动作评估成员潜在的感受和思考;注视某位成员述说的同时,也把其他成员作为注视背景以保持整体的倾听。

2. 反馈:有效的反馈不是重复成员的话语,而是简要概括成员所述内容,以达到两个目的:一是帮助对方更清楚他在说什么,二是交流带领者的理解及感受。若带领者的反馈能表达出高层次同理心,会让成员有机会觉察新的视角,产生新的感悟。运用反馈技巧时需注意以下几点。① 避免消极反馈,即使指出问题,也要加上建设性的意见,以积极的方式表达。比如,"你的身体姿势僵硬"可转变成"如果你能放松手臂和肩膀,就能做得更好"。② 是否给予反馈,可征求成员的需求,如不需要,则不做反馈。③ 若对个别成员有非常消极的反馈,可选择在团体之外进行。④ 当某位成员的表述引发多位成员共鸣时,带领者还需同时对多位成员或全体成员做出反馈。

3. 澄清:澄清是使用开放性提问协助成员更清晰地表达他们的意思。澄清可使用以下几个技巧:① 提出疑问,以便收集更多的信息,例如:"你可否再具体一点,你这么说是什么意思呢?"② 重申,例如:"你说了很多,我想要整理一下你想说的意思,若有遗漏,请你告诉我……"③ 邀请其他成员来澄清,例如:"你们有谁愿意说说,刚才他想要表达的感受是什么?"

4. 运用身体语言:身体语言的表达常是无意识的,可传递支持、鼓励、制止的信号。带领者的目光注视、面部表情、肢体移动均可对团体过程产生影响,因而,在团体活动中需要注意:① 目光注视,当有成员发言时,带领者需保持与全场成员的目光接触,学会时时扫视全场;② 面部表情,带领者的面部表情需与成员的表述情境保持一致,使成员感受到带领者是在场的,专注于他的表述;③ 肢体移动,适度的距离、温和的握手、身体的前倾和弯腰倾听等,有助于团体和谐关系的建立和维系。

(三) 正向引导技能

1. 鼓励与支持:鼓励与支持在团体活动的任何阶段都需及时提供,鼓励成员自由地表达情绪,营造安全的团体氛围。带领者传递鼓励与支持的途径包括:使用语言或非语言传递鼓励与支持的信息;用温和的声音、愉悦的表情、用"开放"的姿势表达对成员的真诚关注、鼓励和支持。

带领者需及时捕捉以下情况并给予鼓励与支持：① 成员感到紧张不安的时候；② 成员放开自己、尝试表达自己的时候；③ 成员遇到难题处于迟疑、徘徊状态时；④ 成员谈论自己时等。

2. 催化：美国著名家庭治疗大师维吉尼亚·萨提亚（Virginia Satir）女士指出，可从如何界定一种关系、如何界定一个人、如何解释一个事件、对改变持怎样的态度这四个方面去探索一个人的成长。有成效的团体带领者对成员最大的贡献即在从这四个方面对成员适时引导，催化成员生命的成长。催化过程是在团体活动中协助成员觉察内在、检视和反省生命，把当下获取的经验化作成长的动力。可通过以下措施实施：① 随时协助成员辨认正面信息；② 充分肯定成员内在优势及欣赏其建设性言行；③ 借用公开讨论、设置提问时间、小组讨论、邻座分享等多种方式交流信息，并对信息加以反馈与解说以达成催化。

3. 运用自己的能量：带领者的自身状态对团体活动有重要影响。成功的团体带领者在团体之外会进行充分准备，不断获取生命的旺盛能量，保持饱满的热情。

4. 传递知识：带领者传递的知识包括：与活动主题相关的健康知识；与主题相关的理念；社会化经验模式。传递知识时可使用的技巧：用体验式学习方式帮助成员接受知识；所提及知识已被带领者自己内化；讲述时充分调动成员的兴趣；用时不宜超过 10 分钟。

（四）问题处理技能

1. 应对发言过长者：因团体成员各自的需求不同，有些成员发言时间过长，占用其他成员的发言时间。带领者可采用以下方法处理：① 评估成员动机，同时评估现场成员的反应；② 选择适当的时机，使用封闭式问句，使其做出调整；③ 邀请其他成员对其发言内容做出反馈；④ 提醒所有成员发言的重点与时间限制；⑤ 必要时，个别交谈。

2. 应对救援者：救援者指团体中有人陷入悲伤难过的情绪时，另一位成员主动给予安慰，试图帮助对方消除其消极感受，但其救援行为是一种不恰当的介入。当某成员纠结于某个问题时，他并不一定需要别人的同情或建议，而是需要被倾听。带领者可采用以下方法处理：① 出面干预，引导成员理解当事人的真正需求，并协助成员区分帮助与安慰的不同;② 让在场成员了解倾听别人是最好的反应,而同情是无用的。

3. 应对成员的消极反应:成员的消极反应表现为抱怨团体或攻击他人,他们的态度和行为与团体维持积极工作氛围的目标相抵触。带领者可采用以下方法处理:① 给予适当的关注,并邀请该成员合作;② 在团体外弄清楚其消极的原因;③ 鼓励积极的成员多发言,营造积极的团体氛围;④ 提问时,目光尽量回避消极的成员,以免引起其反应;⑤ 对特别难控制的成员,可请他离开或要求其安静地坐着。

4. 应对沉默:当全体成员发生沉默时,带领者首先需判断是否为有效的沉默。有效的沉默指成员处于内省状态,无效的沉默则指成员不知道该说些什么,或害怕说什么,或产生厌烦。带领者可采用以下方法处理:① 观察成员的反应,结合团体刚发生的事情做判断;② 允许沉默 2～3 分钟,若为有效沉默,可继续保持;③ 等待有人打破沉默,或邀请成员简单表达想法;④ 在有效沉默阶段,若有人要发言,可请他等一会儿,以便留出时间供大家思考;⑤ 若团体刚开始就沉默,则需考虑成员是否已进行充分热身。

5. 应对哭泣:团体活动的任何时段都可能发生成员的哭泣,或表明成员的感受触动了其内心深处的渴望层面,一般表达悲伤、恐惧、愤怒、委屈、迷茫、无助等情绪。带领者可采用以下方法处理:① 在团体有时间的条件下关切地询问成员是否愿意表达或处理;② 在成员小组讨论的同时,带领者单独和当事人谈话;③ 若当事人谈及的话题与全场有关,可公开在团体讨论相关话题;④ 带领者需要辨识,当事人的哭泣是因内心纠结而痛苦,还是只想获得安慰;⑤ 要求其他成员不去抚摸或拥抱当事人,给当事人留出适度的空间;⑥ 教育性、研讨性团体暂不应对成员哭泣,可在团体外面谈。

四、结构式团体方案设计

方案设计指将活动做有系统的安排,团体方案设计指运用团体动力学及团体治疗的专业知识,系统地将一连串的团体活动或练习,根据目标加以设计、组织、规划,以便领导者带领成员在团体内活动,达成团体活动目标。

1. 结构式团体分类:① 一次性团体:单次几小时或连续一两日的团体。② 主题式短期团体:通常进行 4～8 次,有特定主题,以结构设计的方式进行。③ 结合其他取向的团体：通常进行8～12次,结合其他干预取向确定主题,如结合认知行为干预处理情怒情绪等。④ 训练教导团体：直接教导成员学习焦点解决的干预技巧,提升其自助能力。

2. 团体干预前的准备：团体辅导开始前需做好如下准备：确定团体带领者；拟定团体辅导目标；设计团体辅导方案；确定参加团体干预的成员；安排团体干预场地；组织预备会议。

3. 结构式团体干预方案：此处的团体干预方案不考虑其内容的构建过程,仅考虑团体实施设置,大致分为以下四个阶段。

(1) 关系建立阶段(一般1～2次活动)：要让团体成员感受到安全,首先是建立一个稳定的外部环境,当成员认为外部环境安全稳定,也清楚环境对自身行为有何要求时,他的焦虑感便会降低。一项回顾性访谈研究表明,大多数成员都希望带领者能为团体提供清晰、明确的结构,指明团体的方向,积极推动每个团体成员参与其中。

创设和谐、温暖、理解的团体心理氛围,使团体成员有安全感、肯定感、归属感。活动之初,可设计一些游戏,如"猜猜我是谁——将个人资料做成名片展示并介绍",通过游戏让成员间彼此相识、彼此认同,消除成员间的沟通障碍,引发成员参加团体活动的兴趣和需要,促进成员参与互动活动。

(2) 主题实施阶段(一般6～8次活动)：营造充满理解、关爱、信任的气氛,创设特殊的游戏或讨论情境,使成员通过观察和模仿他人的行为,学习和形成一种新的行为方式。成员开始融入团体中,并找到自己在团体中的位置。他们彼此谈论自己或他人共同关注的问题,分享成长体验,争取他人的理解、支持,利用团体互动,增加对自我与他人的觉察力,每次活动结束时,团体带领者还要请成员做出反馈,及时地交流新的认识及感受。

(3) 团体结束阶段(一般1～2次活动)：经过多次成功的团体活动,成员间已建立亲密、坦诚、相互支持的关系,对结束团体活动会感到依依不舍,有的成员还有较强烈的情绪反应。因此,系列团体活动要提前几次预告团体结束时间。团体结束时处理可能的分离焦虑,是巩固团体活动成果非常重要的环节。此阶段设计游戏活动的目的,是使成员能逐步摆脱对团体的依赖,把团体学习成果应用于日常生活；而团体成员间也可酌情继续保持联系,必要时可互相鼓励、互相帮助。交流个人的心理体验和成长经历,也是团体结束阶段的重要程序。

（4）总结评估：在团体结束后的一定时间内要随访参加团体心理干预的成员，了解他们将团体探讨的主题应用于现实生活的能力。调查团体经验应用与真实生活的实效，适当开展团体成员联谊活动，建立和保持宽松型的相互支持团体。

第三节 结构式团体在临床心理护理中的应用
——源于同济大学附属养志康复医院"希望之家"项目

本节以脊髓损伤患者自强互助小组的 6 次结构式团体干预为例，说明如何组织和实践结构式团体心理干预。本干预方案的目的：帮助脊髓损伤患者正确认识脊髓损伤所致影响，接纳自我，提高自我认知，增强自尊心；帮助他们开发自身潜能，肯定自己的价值，提高自我效能；消解人际交往的心理障碍，分享与家人朋友的关系，学习如何与他人的相处交流，增加社会支持。

一、第一次活动

小组活动名称：缘来有你。本节小组目标：初步建立组员间及组员与工作人员的关系，共同建立组员对小组的目标和期望，设定小组规范。

名称及时间	内　　容	物　资
破冰： 拍手游戏 （5 分钟）	带领者自我介绍，介绍小组主题和内容；引导拍手游戏：当带领者手掌重叠时，请学员迅速鼓掌一次，逐渐加快和变换速度，活跃气氛；带领者引导鼓掌计时游戏：请组员在 1 分钟内以最快速度鼓掌并计数。通过游戏引导组员发现，人们往往低估了自己的能力，每个人的潜能可能都超过其想象	
目标和规则 （5 分钟）	带领者邀请组员分享参加小组活动的目的和目标。请组员共同设定小组规范，并在白板上列明	白板笔
自我介绍 （3 分钟）	每位组员介绍自己的姓名、年龄、来自哪里、兴趣爱好等。带领者提问：本小组年龄最大的组员是谁？年龄最小的组员是谁？哪位受伤时间最长？哪位受伤时间最短？哪些组员来自同一个地区？	
名字接龙 （10 分钟）	请每位组员用一个形容词说出自己的特点，并依次从第一个组员开始重复每位组员的特点和名字，直至最后一名组员说完所有组员的名字	

续 表

名称及时间	内 容	物 资
我是谁 （30 分钟）	将所有组员分成 3～4 组。每组组员自选两个不同颜色的小贴纸,贴在衣服上。请每一小组学员在组内分享所选题目的内容。 题目:我的优点和缺点是什么?（红色）我最喜欢什么?（紫色）自己曾经的职业是什么?（绿色） 自己的性格是什么样的?（蓝色） 最后,每组推选一位代表向大家介绍他们的组员	彩色圆点、 PPT
歌曲分享 （5 分钟）	请组员分享曾经在最困难时激励过自己或印象特别深刻的一首歌。工作人员现场播放这首歌,请组员一起聆听并分享感受	电脑、 音响
总结 （2 分钟）	工作人员总结本节小组活动的过程和内容,预告下一节小组活动时间和主题。布置本周作业:每位组员认识本小组全体成员,并了解每个人的兴趣爱好	作业纸

二、第二次活动

小组活动名称：我不怕脊髓损伤。本节小组目标：理性认识脊髓损伤所致影响，了解自己当下的心理状态，认识自己的潜能和优势，设定未来期望的人生目标。

名称及时间	内 容	物 资
热身游戏: 捉虫虫 （5 分钟）	请组员左手手掌展开,右手食指指尖朝上,指尖与手掌与左右组员连接起来。工作人员念一段故事,当听到"虫"字时,组员迅速用左手去抓,右手逃脱。集中组员注意力,活跃小组氛围	故事纸
检查作业 （5 分钟）	请组员分享其上周作业完成情况,其他组员给予鼓励	
SCI 得失表 （20 分钟）	工作人员引导组员分享脊髓损伤使自己失去、得到及未改变的东西。请所有组员表述自己的亲身感受和所思所想,工作人员将组员分享的内容要点全部写在白板上,以此共同组成小组的 SCI 得失表。工作人员引导组员分享应如何面对失去、得到及未改变的部分	白板、 白板笔
自我境况 （20 分钟）	每人拿一张"自我境况图",请组员仔细观察图中的每个人物的神情、动作、位置以及与他人的关系,给 3 分钟思考时间,选出一个与现状最相似的人物。再请组员思考 1 分钟,选择自己期望成为图中一个人物。请组员分享选择的缘由及如何才能实现自己的目标,达到理想生活状态	自我境况图

名称及时间	内　　　容	物　资
歌曲分享 （5分钟）	请组员分享曾经在其最困难时激励过自己，或印象特别深刻的一首歌。 工作人员现场播放这首歌，请组员一起聆听并分享感受	电脑、音响
总结 （2分钟）	带领者总结本节小组活动过程和内容，预告下一节活动时间。 布置作业：请每位组员在本周内认识2名组外的新朋友	作业纸

三、第三次活动

小组活动名称：价值大拍卖。本节小组活动目标：认识自己的人生观和价值观，积极面对困境，努力把握人生。

名称及时间	内　　　容	物　资
热身游戏 （5分钟）	请组员跟随工作人员的口令，做相应动作，包括左手/右手/头/眼珠/肩膀等，进行简单的互动	
检查作业 （5分钟）	请组员分享其上周作业完成的情况，请其他组员给予鼓励	
价值大拍卖 （40分钟）	工作人员引导组员参与一场关于人生价值的拍卖会，要求组员使用手里有限资金参与竞拍，买到自己最想要的东西。拍卖结束后，请组员分享自己竞拍过程以及所拍得的东西对自己的价值和意义。根据工作人员的引导词，请组员想象在人生尽头时，自己最看重的是什么，是否会改变现在选择的价值观，思考从现在起，应如何把握自己的人生	白板、白板笔
歌曲分享 （5分钟）	请组员分享曾经在其最困难时激励过自己或印象特别深刻的一首歌。 工作人员现场播放这首歌，请组员一起聆听并分享感受	电脑、音响
总结 （2分钟）	总结本节活动过程和内容，预告下一节小组活动的时间。 布置作业：请每位组员在本周时间内做一件受伤后没做过的事	作业纸

四、第四次活动

小组活动名称：我爱我家。本节小组目标：探讨组员对家庭的感受，自己与家庭的关系，获得的家庭支持，分享与家人的相处方式，表达对家人的感情。

名称及时间	内　　　容	物　资
热身游戏：正话反说（5分钟）	带领者回顾上次内容，组员随机点名另一位组员，说一个词，要求对方反着说一遍。先从两个字的词开始，比如开心—心开、苹果—果苹，依次增加字数和难度	
检查作业（5分钟）	请组员讲述其上周作业的完成情况、过程以及感受	
家庭生命周期（20分钟）	请组员用一种颜色形容其家庭是什么颜色及原因。工作人员引入介绍家庭生命周期理论。请组员分组讨论：受伤前后自己的家庭发生哪些变化。分发工作纸，每个小组探讨一个主题，包括家庭结构、成员的角色、家庭分工、性格脾气、沟通和相处方式、雷区和敏感话题。请每组组员分享讨论结果，各自如何应对创伤后变化，各个家庭成员的反应，改变对家庭有什么影响，自己想为家里做些什么等话题	PPT、受伤前后家庭变化工作纸
爱的五种语言（20分钟）	工作人员引导每位组员分享一个感受到爱的时刻。引导组员分享家人之间表达爱的方式，如何向对方表达关爱。工作人员讲解爱的五种语言，组员在白纸上写下自己的爱的五种语言，要求具体可执行	PPT、爱的五种语言工作纸
歌曲分享（5分钟）	请组员分享曾在其最困难时激励过自己或印象特别深刻的一首歌。请组员聆听并分享感受	电脑、音响
总结（2分钟）	总结本次小组内容。布置任务：请组员按照自己所写爱的五种语言，向家人表达自己的感情	作业纸

五、第五次活动

小组活动名称：出门那些事儿。小组活动目标：分享脊髓损伤者外出的经验和技巧，提高参与社会生活的能力，用模拟情景剧形式体会社会实践，消除组员与外界接触的心理障碍。

名称及时间	内　　　容	物　资
热身游戏：击鼓传花（10分钟）	工作人员回顾上节课内容，介绍本节小组活动内容涉及的外出活动和社交情景。热身游戏：击鼓传花。请一位组员敲铃铛，其他组员传递花球，音乐停，拿到花球的组员选择一个任务挑战	花球、铃铛、PPT
讨论出门那些事（15分钟）	请组员分享自己受伤后第一次外出的经历。工作人员引导组员探讨脊髓损伤者能否出门，外出会遇到哪些困难，应该如何解决，需要做哪些准备工作，是否需要他人的陪伴，如何看待他人的目光，如何请求帮助等话题	

续　表

名称及时间	内　　　容	物　资
情景剧 （30分钟）	请组员自由组队，每组选出一位组长。抽取一个情景剧要素。给每组10分钟确定关键信息，包括地点、时间、人物、情节，由组长汇报。请每组学员根据所设定要素进行现场编排，要求：1. 有真情实感，故事贴近实际生活。2. 每位组员都参与角色扮演。3. 有情节有意义。现场编演一段10分钟的情景剧。每组进行现场表演。工作人员请组员分享每段情景剧的含义和角色特点，引入生活实际情景中，我们应如何应对外出遇到的各种情景	主题卡片
歌曲分享 （5分钟）	请组员分享其曾在最困难时激励过自己或印象特别深刻的一首歌。请组员聆听并分享感受	电脑、音响
总结 （2分钟）	布置本周作业：总结自己参加小组以来的收获和改变，并在最后一次小组活动中分享	作业纸

六、第六次活动

小组活动名称：未来会更好。本节小组活动目标：总结本期小组的收获，表达分离情绪，树立对未来生活的信心和希望。

名称及时间	内　　　容	物　资
回顾引导 （3分钟）	工作人员预告本节为最后一次小组活动，回顾之前小组活动内容，简介本节小组活动的主题内容	
热身游戏： 比比动作快 （5分钟）	将所有组员分成两组，根据工作人员口令，迅速找出相应物品，速度快的一组加一分，分数多的组为获胜组	
检查作业 （5分钟）	分享上周作业完成情况，自己怎样完成作业？在此过程中，自己有何感受和体会？	
自我总结 （20分钟）	请每位组员谈谈这几次小组活动中给自己留下印象最深/触动最大/影响最大的一件事或一个人。请组员谈谈自己的收获和改变及目标实现情况。请每位组员送给自己一个形容词，代表其未来期望。工作人员把所有组员的想法写在白板上，共同完成本次小组的主题墙	白板、白板笔
分享祝福 （20分钟）	所有组员围成大圈，从某位组员开始，依次走过所有人面前，由对面的组员送他/她一句祝福或鼓励的话，并握手或拥抱以示道别。所有组员轮流完成	

续 表

名称及时间	内　　　　容	物　资
歌曲分享 （5分钟）	请组员分享曾在最困难时激励过自己或印象特别深刻的一首歌。请组员聆听并分享感受	电脑、音响
总结 （2分钟）	总结本期小组活动的过程和目标完成情况，宣告小组活动结束，并致以祝福	

本节推介的团体心理干预方案源自上海市阳光康复中心脊髓损伤康复训练营心理康复模块，干预宗旨是促进脊髓损伤者的个人成长、家庭和谐及社区参与。经验证，团体心理干预对促进脊髓损伤者的心理适应及成长均具有较好效果，本干预方案经适当调适，可用于临床各类慢性病康复期患者的心理干预实践。

（高佳，王艳波）

参 考 文 献

1. Irvin D. Yalomin，Molyn Leszcz.团体心理治疗——理论与实践(第五版)[M].李敏,李鸣,译.北京：中国轻工业出版社,2010.

2. Irvin D. Yalomin.觉醒与超越[M].李敏,李鸣,译.北京：人民邮电出版社,2015.

3. 常淑莹,周圆,张红梅,等.结构式团体心理治疗对心因性勃起功能障碍患者的干预效果[J].护士进修杂志,2021,36(4)：376－379.

4. 常淑莹,周圆,陈若娟,等.乳腺癌术后患者网络结构式团体心理干预的实施[J].护理学杂志,2021,36(23)：71－74,78.

5. 丁菲.基于网络的轻症抑郁结构式团体认知行为治疗技术干预的随机对照研究[D].上海：上海交通大学,2018.

6. 樊富珉,何谨.团体心理辅导[M].上海：华东师范大学出版社,2022.

7. 樊富珉.结构式团体辅导与咨询应用案例[M].北京：高等教育出版社,2015.

8. 韩静,刘均娥.团体心理干预在乳腺癌患者心理调适中的应用进展[J].中华护理杂志,2017,52(5)：608－613.

9. 贾品,王巍,刘静宜,等.团体心理辅导对情感障碍患者病耻感、服药依从性及社会适应能力的影响[J].护理研究,2020,34(14)：2540－2543.

10. 李玉梅,孙金海.焦点解决短期干预技术在临床护士中的应用效果[J].中华现代护理杂志,2019,25(24)：3097－3102.

11. 人力资源和社会保障部教材办公室,中国就业培训技术指导中心上海分中心,上海市职业技能鉴定中心.心理咨询师[M].北京：中国劳动社会保障出版社,2016.

12. 寿宇雁,高晓彦,张士莲,等.罗伊适应模式联合结构式团体心理干预对颅颌面创伤患者心理弹性、应对方式及生活质量的影响[J].护理研究,2021,35(16)：2983 - 2986.

13. 田琳琳,马丽莉,李艳萍.结构式团体心理干预对改良根治术后年轻乳腺癌患者创伤后成长的影响[J].护理研究,2016,30(27)：3384 - 3386.

14. 王玲花,董高怀.认知行为团体干预在焦虑症患者中的应用[J].护理研究,2018,32(24)：3961 - 3963.

15. 薛翠翠,刘均娥,苏娅丽,等.乳腺癌康复者自我形象的团体接纳与承诺干预方案构建及其初步验证[J].中国护理管理,2015(1)：8 - 12.

16. 杨艳杰.护理心理学[M].北京：人民卫生出版社,2016.

17. 张玥,韩璞,金灿灿,等.结构式与叙事团体心理咨询对白内障患者术前焦虑的干预研究[J].医学与哲学,2018,39(6)：67 - 70.

第七章

叙事护理在心理护理中的应用

近年来,随着叙事医学在我国的落地生根和蓬勃发展,叙事护理也受到更多关注。国内叙事护理的发展主要有两个取向。一是偏人文取向的叙事护理,起源于丽塔·卡伦的叙事医学及阿瑟·克莱曼(Arthur Kleinman,中文名"凯博文")对疾痛叙事的诠释,国内有学者为该取向的叙事护理本土化发展做了积极探索。二是衍生于后现代心理治疗中的叙事治疗,是叙事治疗理念和方法与我国临床护理相结合,孕育的一种新的心理护理实务模式,国内也有专家为此叙事护理模式的普及推广做出了突出贡献。两种叙事护理实践路径稍有不同,但殊途同归,终极目标均强调通过故事叙说,抚慰患者由疾病引发的心灵之痛。

本章将结合实例介绍不同取向的叙事护理在临床患者心理护理中的可操作性及实践技能。

第一节　叙事护理概述

叙事护理作为叙事医学的分支,其理论基础及实践技术主要借鉴了叙事医学的框架。因此,理解叙事护理,需要追溯叙事医学起源的理论基础。

一、叙事医学的起源

(一) 凯博文的疾痛叙事(illness narrative)

著名医学人类学家凯博文在《疾痛的叙事》一书中,界定了疾病(disease)和疾痛

(illness)。在医疗语境中,疾病表达个体出现生物学的失常,它可通过体检、化验等客观手段确定,故疾病是从生物学视角界定的病理概念和医学术语;疾痛则是从主观体验视角界定的疾病感受、认知,这种对疾病的主观体验除了包含对疾病导致的症状体验,还包括文化、社会和家庭关系等因素影响下患者对疾病的解释和归因。凯博文倡导,医生应在治疗笔记中记录患者的简短的生活故事,启发患者及家属说出其关于疾病的解释,了解患者苦痛的经历,以便系统地理解患者个人生活和社交环境的主要疾痛后果,即疾痛对家庭、工作和其他重要社会方面造成的冲击和影响,澄清患者及其家人眼中利害攸关的东西。

凯博文的疾痛叙事类似于某种微型民族志,早期多用于医学人类学研究领域,尚未走进临床人文关爱的实践场域。

(二) 丽塔·卡伦的叙事医学

美国哥伦比亚大学医学教授丽塔·卡伦在呼吁医学人文精神回归的过程中,于2001 年首次提出"叙事医学"这一新名词。

丽塔·卡伦将叙事医学定义为:"具有叙事能力的医生开展的人性化、有效的医学实践活动。"其叙事能力指临床医生"吸收、理解、回应患者疾病遭遇和困境的能力,这种能力有助于临床医生在医疗活动中提升对患者的共情能力、职业精神、亲和力(信任感)和自我反思,其核心是共情和反思。"

卡伦认为,医生只有听得懂他人的疾病故事,才能开始思考如何解除他人的痛苦,由此卡伦发起了一场叙事医学的运动,这场运动的探索性实践主要是将传统的问诊程序演变成疾病的叙事,书写与标准病例平行的叙事病例,促使医生了解患者,从其疾病发生史到其疾病的社会文化生活史、疾苦的心理史,从解读患者的症状、病因、病理,到解读其文化习俗。叙事医学将传统的问诊模式转变为疾病叙事,书写与标准病历平行的人文病历,从聚焦患者当下的症状、体征到关注患者叙事过程中反映的生存境遇、心理状态,弥合了现代医学中科学与人文分割的裂痕。由此,叙事医学被认为架起了医学与人文的桥梁,是促进医患有效沟通的工具。

二、叙事医学在我国的兴起与发展

(一) 我国兴起叙事医学的背景

《"健康中国 2030"规划纲要》明确提出:加强医疗服务中的人文关怀,构建和谐的医患关系,促进医学人文精神的回归。民众的生命健康故事、患者的疾痛经历故事、医生的职业成长故事可作为中国故事的重要组成部分。因此,构建健康和谐的医患关系,不仅是患者的迫切需要,也是医生的职业诉求及国家政策的要求。

此外,时代也呼唤医学人文回归,推动实施临床人文关怀。现代医学过度技术化虽在改善患者健康结局、提高患者生存质量、延长患者生存期限等方面发挥了重要作用,但也使本应充满疗愈、希望与安慰的医疗实践频繁发生医患纠纷和恶性伤医事件等不和谐现象。高新技术可介入患者的疾病,但无法进入遭受痛苦、罹难和死亡折磨个体的悲惨体验。叙事医学的探索性实践主要是将传统的问诊流程变为疾病叙事,书写与标准病历平行的人文病历,使医生从疾病发生史到疾病社会文化生活史等方面了解患者,从聚焦患者当下的症状、体征到更关注患者叙事过程中所反映的生存境遇、心理状态;从为技术干预寻找证据到为心灵干预、观念矫正寻找价值依据;进而重建以敬畏、悲悯、感恩、利他为基线的和谐医患关系,弥合现代医学中科学与人文分割的裂痕,为我国长期倡导的人文照护提供了实践工具。

(二)生命健康叙事的兴起

国内有学者认为,叙事是人类的基本存在方式,渗透于人类生活的各个层面。生命个体长期处于叙事闭锁或人际叙事关系断裂状态可引发严重的身心健康危机,并基于叙事医学本土化发展与探索,提出更广义的"叙事医学"定义:即叙事医学是以改善民众的生命质量,提升医疗机构管理质量为目的,通过提升大健康语境下的各大生命主体(包括医、护、患、患者家属和普通民众)的叙事素养,使叙事在医院文化建设与传承、医护职业认同形成、人际沟通与危机化解、疾病诊断和照护、疾病告知与共同决策、身心健康调节、生老病死认知教育、健康促进与传播、安宁疗护和哀伤辅导等领域发挥积极动态作用,从而实现医学人文在临床实践落地。目前,国内已有30多家叙事医学实践基地。

三、基于叙事医学派生的叙事护理

(一)以患者照护为中心职责的护士需要发展叙事能力

由卡伦医生倡导的叙事医学理念和实践带给护理人员很多启迪,相较于以诊疗为中心任务的医生,以照护为中心的护士更需要发展叙事能力。首先,与医生相比,护士有更多的时间和空间与患者相处。护士在协作医疗修复患者躯体的同时，还能陪伴、帮助患者面对疾病痛苦体验，获得对疾病的更深刻理解和新的生命意义。其次，照顾比治疗的范围广，持续的时间更长。如很多疾病的治疗已束手无策时，仍有多种照护的方法和途径可供选择，可以说照护伴行患者生命的长度。无论何种治疗结局，照护都将继续陪伴患者，使残缺的生命获得意义的圆满。护理专业的这些特点决定了叙事医学在护理领域具有更广阔的实践空间和发展前景。

（二）叙事护理的概念界定

叙事医学较快发展的同时，我国有护理学者也同步开展了叙事护理本土化学科建设，将"叙事医学"概念转置于护理实践领域，并结合相关护理文献分析，将叙事护理定义为"具有叙事护理能力的护理人员开展的一种见证、理解、体验和回应患者疾苦境遇的护理实践模式，是护士通过共情和接纳，为患者提供抚慰并解除其疾苦的陪伴式照护"。

在临床实践领域，我国有护理专家将叙事治疗相关实务技术引入临床护理实践，从临床实务角度将叙事护理界定为："叙事护理是叙事医学的一部分，是把后现代心理学中的叙事治疗理念和方法与临床护理相结合所产生的一种新的心理护理的模式与方法，旨在抚慰患者由疾病引发的心灵之痛"。

（三）叙事护理能力

有研究者从叙事医学领域中"叙事能力"概念，派生出"叙事护理能力"的概念："即在护理实践中，护理人员能充分感受和理解患者所表达或表现的疾痛体验和疾病境遇，并对患者疾苦困境做出恰当回应的专业能力"。

（四）叙事护理学

有研究者提出叙事护理学概念，并将其界定为"将叙事学、人类学、心理学等理论方法和技术相结合并应用于护理领域，研究护士如何对患者所讲述的疾病经历和困境予以理解、体验、回应，怎样理智地处理自己的情感，帮助患者正视疾病意义的跨学科知识体系"。目前叙事护理学仍处于起步和发展阶段，更多时候被看作叙事医学的一个分支。

第二节 基于叙事医学视角的叙事照护

叙事医学引入我国后,主要分为两种发展路径。一种是基于丽塔·卡伦原有叙事医学实践框架的移植;另一种是基于宏大叙事体系构建的全人、全周期生态叙事的发展。在这两种叙事构架中,临床护士可吸纳相关叙事的实践路径,提升自身叙事能力。

一、丽塔·卡伦的叙事医学实践框架

叙事医学被视为将医学人文关怀落地生根的一个系统临床实践框架,目的是服务于患者(为患者提供精细、尊重、适宜的临床照护),同时也有助于医务工作者(医生、护士)和社会工作者的自我职业发展及自我关怀,以使医疗机构能关照到系统内每位患者、医护人员及社会困境。

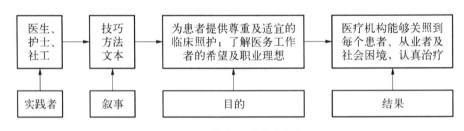

图 7-1 叙事医学实践框架

关于如何培养实践者的叙事能力,丽塔·卡伦提出"精细阅读、反思性写作及应用质性研究思维探讨患者及医生的疾病叙事"等不同路径。

1. 精细阅读: 精细阅读指通过阅读不同内容和题材的文学作品,培养医护人员敏锐的洞察力、感知力、理解力和想象力,以实现"参与"的过程。当医护人员开始与患者相遇,便开始在相处过程中"阅读"患者。"阅读"和理解不仅包括对患者语言表述内容的领会,也包括对患者大量非语言行为的洞察,如沉默、哭泣、不安等。通过开展文本阅读,护士能够融入故事情节,反省作品,反思人物的语言表达方式、语言特点、情景表现特点,引发情感共鸣,可从护患沟通中发现隐藏的信息,进而更能设身处地地为患者着想。

　　好的叙事素材具有良好的行为导向功能和价值示范特性。叙事素材可以是文学作品，也可以是影视、摄影、绘画及音乐作品等。以一幅摄影作品为例（图7-2）。

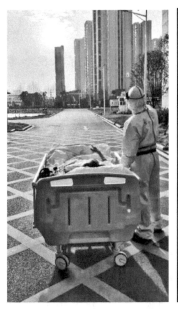

　　有时，一张感人肺腑的照片确实可以治愈很多人。这些具有医学人文色彩的图片渐渐作为一种医疗手段进入公共卫生保健领域。

　　2020年3月5日，天蓝蓝、水蓝蓝、风蓝蓝，一切都恰到好处。27岁的刘凯医生在恰当的时间陪着身体刚转好的老先生，一起看了一场日落。他们身后的摄影师则将这一切定格成一幅可被大众广泛接受、具有审美性的图片。它持久地影响着人们的情绪。

　　正是医护人员医学水平与医学人文关怀的共同作用，自那之后，老先生的身体情况和心情都越来越好。"康复后，我想用小提琴为你们拉一首歌"，老先生如是说。

图7-2　落日余晖下最温暖的重逢

　　2. 反思性写作：反思性写作是培养叙事素养的一种方法。通过反思性写作中的疾病描写、患者心理、医护形象等内容，能够加深医护人员对患者内心体验的洞察，使患者更深入理解医护人员的付出，激发个体与自我、个体与他人、个体与社会之间关系的思考，促进医患双方的反思与共情。在临床工作中，医护人员不仅要掌握自我反思性写作，也要鼓励患者写作。反思性写作包括多种形式，如反思性文章、日记、作品集、报告或博客等，每种形式都可能有其独特的风格和结构。

　　平行病历是反思性写作中的一种，丽塔·卡伦提出通过书写"平行病历"记录患者的人生故事，思考患者的疾苦和体验，懂得患者的内心感受，以提高医护人员的叙事写作能力。

　　如何书写平行病历，目前尚无统一的规范，依据国内某叙事医学专家的观点，好的叙事病历需包含三部分：① 说明：时间、地点、人物、场景，这是任何一个故事都需要交代的；② 故事的发生：其中包含危机事件或事情的转折点，这决定作者为什么选择讲述这个故事；③ 对故事的评估或反思：这是平行病历的灵魂，不但能让书写者从中获益，对其他医疗从业者也有参考价值。因而，平行病历被认为是教学医院一种很好的"育德"手段。以下案例节选于某儿童医院的护士撰写的平行病历——"玫瑰"少年。

接到王小森妈妈的住院预约电话,我迫不及待地对同事说:"好消息,小森身体已经康复,血库也有了备血,他这次终于要来关瘘了!"这次住院,小森妈妈和小森的状态显然大不相同,作为病房的老熟人,他们娴熟地完成了入院和常规检查。

术前的肠道清洁至关重要,小森需要做持续 3 天的灌肠治疗。每一次他走向灌肠室的脚步都没有任何迟疑和胆怯,他甚至帮助我们一起调整诊疗床的位置,结束时整理自己的用物垃圾。

虽然只是一个 15 岁的大男孩,但对于更换造瘘袋这件事情,他已经是一名堪比职业造口师的老手了。妈妈说:"不管上学还是在家,一直都是他自己更换清洗造瘘袋,从来不让她操心,耽搁了半年,考试还是年级第一。"面对我们的夸赞,沉默寡言的男孩并不多语,他只是熟练地脱衣侧卧,三下五除二去掉造瘘袋,呈现给我们最适合灌肠的角度。我一边灌肠,一边问他:"终于要关瘘了,小森你很开心吧?"他说:"嗯!"我看到他那满怀期待的眼神,仿佛望向了他的未来。

3. 叙事病历

有研究者对平行病历追踪溯源,认为平行病历术语并未获得广泛使用和研究;且较多指向医学教育层面,对医学生的能力培养和身份建构起到积极作用;用于临床的平行病历工具有助于保持患者的良好状态、改善对疾病的认知,促进积极医患关系的建立,值得探索将平行病历纳入临床体系。但在临床实践中使用平行病历存在现实困难,如从客观和主观上采集书写的难度、伦理学视角的考量等。因而建议使用叙事病历,叙事病历书写的主体既不是文学写作,也不是"双轨范式",而是叙事书写,并强调对中国本土叙事医学临床实践经验进行梳理与凝练。

4. 基于质性研究范式,探讨患者疾病体验叙事

诸多学者认为,叙事既是一种对待患者的行医态度,也是一种质性研究方法,叙事医学未来发展必将走向质性研究,走向人类学的现场。因此,基于质性研究视角的叙事将成为叙事医学实践的主要形式,可通过预先设计访谈提纲,指导对患者疾病故事的探讨。如要探讨意外创伤患者创伤后是如何应对自身困境的故事,可通过以下访谈提纲,走进患者创伤后的体验故事。

案例:"探讨意外创伤患者创伤后体验及适应过程"的访谈提纲。

(1) 您能讲讲受伤时的情况吗?(如怎么发生的? 严重程度,对事件的看法)

(2) 您能说说自受伤以来的感受吗?(如创伤相关的躯体、情感及心理的感受)

(3) 您是怎么一步步走过来的? 有哪些因素影响着您?

(4) 自受伤以来,您都感受到了哪些变化?

(5) 受伤后,您体验最深的是什么?

(6) 您觉得自己在创伤前后有什么不同?

(7) 如果碰到一个和您有类似遭遇者,您会怎么开导他?

(8) 您将来有什么打算?

基于叙事医学视角的质性研究,将疾病治疗中的患者经历置于研究中心地位,认真对待患者故事,从身体、时间、医患互动等方面把握故事,同时关注不同叙事形式所处的社会、文化、历史情境。相比叙事平行病历,质性研究叙事是基于多个病患故事的归纳分析,梳理个案的疾病故事主线,能够帮助医护理解患者在疾病特定情境下的体验。

阿瑟·凯博文的疾病叙事范式则通过访谈复原患者的疾痛故事,对疾痛故事从症状象征、有文化印记的异常、个人和人际含义、患者及家人解释模式等方面进行解释,通过对疾痛故事的分析澄清患者和家人眼中利害攸关的东西;通过对故事的解构分析,将特定事件组织成比较完整的故事线。一旦进入苦痛的主要经验,便可更系统地理解和整理患者个人生活、社交环境的主要疾痛后果,即疾痛对家庭、工作及其他重要社会方面造成的冲击和影响。以下案例"肠癌晚期肝转移的工程师的病与痛"节选于文章《临终患者的文化叙事分析——基于哈尔滨市 X 社区医院临床关怀病房的田野调查史》。

第一次见到 53 岁的患者 A,他已是直肠癌晚期,肝转移,全身黄染,眼睛凹陷,笔者进入病房时他正躺在床上,两个枕头把头垫得稍高一些,很专注地盯着手机吃力地看。他妻子开玩笑似地说"在炒股赚钱呢"。A 毕业于哈尔滨工业大学,是个擅长三维动画制作的工程师,在江北一家私企工作,他在确知自己的病情后,就写好了遗嘱,申请了红十字会的公证,想在他死后捐献角膜和遗体。"我还能活多久?"是他经常问主治医师的话。

患者 A 的诊治过程有些波折。2016 年 9 月,他因为便血,去医院检查,通过直肠镜确诊为直肠癌晚期伴多发性肝转移。在此之前,他就曾因便血去医院找专家看过,被确定为痔疮,当时也没太在意,又过了一段时间,身体越来越差,又去医院检查,再次以痔疮被劝回,直到最后发展为直肠癌晚期。

据其配偶讲,刚确诊为直肠癌晚期时,夫妻俩就坐在家里自言自语,"应该是在做梦吧,梦里再残酷再逼真,梦醒后什么都没有发生,就像往常一样,那么好一个人,也没做什么亏心事,怎么能得癌症呢?谁得也不能是我们得呀!凭啥这样的事要落到我们头上,一定是搞错了。"直到现在,他们还感觉像一场梦。

尽管是直肠癌晚期,二人还是决定去医院,其配偶说,之前已联系好这家医院,但 A 想去肿瘤医院住院,肿瘤医院的回复却是,只能在走廊里加床,他病得很重且到了晚期,没有太大的治疗价值。征得 A 同意后,他们来到这家社区医院。其配偶说,他自己不让抢救,也不让放化疗,他不想太痛苦,他害怕全身插满管子。患者 A 于某日凌晨因肝肺转移瘤逝世,从发现疾病到死亡大约间隔 50 天。

二、"双线制"叙事护理实践理论及技术

基于叙事护理的核心概念,国内某研究团队参考"叙事医学"相关理论,结合护理专业实践特点,提出了"双线制"叙事护理实践流程(图 7-3),以指导临床护士的人文护理实践。

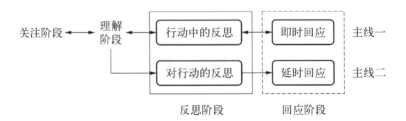

图 7-3 "双线制"叙事护理实践导图(姜安丽,2018)

"双线制"叙事护理模式包含关注、理解、反思、回应 4 个阶段,覆盖护士从发现患者疾病叙事需求到满足患者需求的整个叙事护理实践过程。其中包含两条操作性主线:① 没有明确时间先后顺序地完成关注、理解、行动中的反思、即时回应 4 个环节;② 需按先后顺序完成"关注—理解—对行动的反思—延时回应"4 个阶段。

1. 关注阶段:是叙事护理实践的起始阶段。护士在日常工作中有意观察及收集资料,发现有叙事需要(即倾诉疾病境遇和内心疾苦需要)的患者,或虽无倾诉需求,但表现出痛苦和无助的患者。护士在确定患者身体状况允许的前提下,选择恰当时间和环境与患者交流,引导患者表达内心对自身疾病的体验与感受。要做好此阶段的叙事护理,护士应注意做到以下几点:① 树立敬畏生命的态度,把自己置于与患者及其家属平等相待的地位,并让患者了解自己愿意花时间倾听其倾诉;② 具备敏锐的观察力,在叙事护理中,护士观察的核心是患者及其家属的疾痛体验,护士不仅要关注患者躯体疾病的进展变化,还应细致观察患者所表现出的各种反映情绪或内心情感变化的非语言行为;③ 不带假设地、解构式倾听,理解患者的经验,并帮助患者发现对其人生故事的不同理解;④ 运用良好的倾听技巧,发挥非语言行为的作用。

2. 理解阶段:患者及其家属的疾病叙事通常是片段的、杂乱而缺乏逻辑的,护士要正确理解患者的疾病叙事,放弃居高临下的医者姿态,形成推己及人和换位思考的态度。运用具体的叙事护理技术,包括:① 解构患者所述疾病故事中的叙事要素,如时间框架、事件情境、发生过程等;② 留心患者所述疾病故事背景中的社会文化因素;③ 深度挖掘并有想象力地解读患者疾病叙事中的促进或阻碍因素;④ 识别患者疾病叙事中所隐含的深层次意义;⑤ 共情患者所讲述的疾痛体验与疾苦困境。

3. 反思阶段:回应患者叙事前,护士要留给自己一个机会,反思自身认知、理解及处理患者疾病叙事所采用的方式,总结存在的问题。具体包括:① 思考自身已形成的稳定的兴趣、偏见、情感态度、价值取向,以及这些因素在关注和理解患者疾病叙事过程中的影响;② 检视自己对患者所述疾病故事及患者表现事先做出的假设、评判、解释是否存在偏差;③ 修正影响自己在叙事护理实践中做出正确思考和护理对策的不当情绪和习惯。反思阶段包含"行动中的反思"与"对行动的反思"两种模式。行动中的反思指护士在与患者首次面对面交流其疾病遭遇的过程中的即刻思考,与关注及理解阶段同时进行,要求护士迅速辨别并接纳患者叙事与自身认知之间可能存在的差异,及时主动地思考并寻找恰当的回应方法。对行动的反思则一般发生在护士与患者首次交流互动之后,是对已完成的关注和理解阶段的反思。

4. 回应阶段：包括两层含义：一是即时回应,即护士当场对患者的疾病叙事做出反馈,护士须始终保持对患者叙事解构式倾听,及时整理叙事线索,从患者立场出发,捕捉其疾病叙事中的问题故事,并在患者表现出情绪反应、需要情感支持时做出针对性反馈;二是延时回应,即护士基于对患者叙事的深度分析与把握,通过全面细致的反思,设计具体回应方法,并做出回应的过程。

回应阶段,护士运用的叙事护理技术包括：① 问题外化。帮助患者将困扰的问题外化,将患者自身面临的问题当作一种对其产生影响的外在事物,而不是其个人的性格或特质。② 应用隐喻抚慰心灵。隐喻指用一种事物暗喻另一种事物,可通过具象化方式帮助医护与患者进行困境沟通,实现对患者心理、灵性的抚慰。③ 对故事重新赋予意义。即发现患者疾病叙事中的有意义的"亮点"。这些"亮点"往往是患者未觉察到的自身所具有的潜能。护士通过帮助患者发现其自身的优势、能量,引导患者走出困境,重构一个与问题故事不一样的生命叙事。本部分的回应技术可借鉴叙事疗法的五个核心技术。

本部分的叙事护理基于叙事医学的理念与实践框架发展,护理学者也在竭尽所能地发展本土化的叙事护理理论与实践框架,但目前主要用于护理人文教育领域,旨在提升护士叙事护理能力,叙事护理用于患者临床干预实践中的相关报道较少。

第三节　源于叙事治疗取向的叙事护理

叙事疗法(narrative therapy)是新兴的心理治疗领域,是由麦克·怀特(Michael White)和大卫·爱普斯顿(David Epston)共同创立的一种治疗理论和治疗模式。国内专家将叙事疗法的理念及核心技术引入我国临床心理护理实践中,发展出叙事护理临床实务,并进行了广泛推广。

一、基于叙事疗法的叙事护理核心要素

叙事疗法通过聆听来访者的生命故事,发现其中的问题叙事,再通过问题外化、解构来访者认知中消极的主线故事,通过探索生命中的例外事件,与来访者一起重构

一个为其所期待的、积极的生命故事,使来访者以更积极的态度面对当下困境,并产生积极行动。李春老师将叙事护理归纳为三大精神、五大核心理念及五个实践技术(图 7-4),鉴于篇幅限制,此处重点介绍叙事护理的五个核心技术。

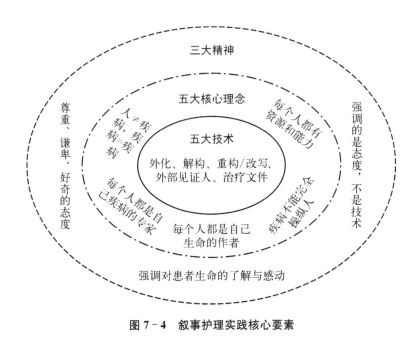

三大精神

五大核心理念

五大技术

外化、解构、重构/改写、
外部见证人、治疗文件

每个人都有资源和能力

人≠疾病,疾病=疾病

每个人都是自己疾病的专家

每个人都是自己生命的作者

疾病不能完全操纵人

尊重、谦卑、好奇的态度

强调的是态度,不是技术

强调对患者生命的了解与感动

图 7-4　叙事护理实践核心要素

二、叙事护理的五个核心技术

(一) 外化对话

人们把问题归因于自己或别人的内部属性时,他们或其他人本身就成为问题,这种信念,只会让人陷入其想要解决的问题。外化对话技术可通过把问题对象化而改变其内化的理解,外化对话可让人体验到自己不是问题,使问题成为问题本身。外化的问题可以是来访者的烦恼、症状、情绪、关系、资源等。给问题命名是常用的外化方式,可通过比喻或拟人化的方式给问题命名。例如:英国前首相丘吉尔曾如此形容抑郁症:"心中的抑郁就像只黑狗,一有机会就咬住我不放。"他把抑郁症比作"黑狗",他说他的身心宛如处于人间炼狱,情绪找不到发泄的出口,只能默默承受黑狗的欺凌。

命名也是一个具象化问题的过程,即把头脑里抽象、无形、无法描述、一团混乱的东西,变成可描述、有形状、有质地、有颜色或是有人格特点的具体事物。如某位患者描述："我心里好像压着一块石头，堵得慌。"倾听的护士立即采取外化技术："您能告诉我，那块石头多大、多重？我这里有笔，您能否把那块石头画出来给让我看看。"

通过外化技术让患者把问题具象化，有利于护士对患者实施心理干预时聚焦问题。可陪伴患者在不同时间多次描述一个症状。多次描述的目的是让患者觉察到那个症状有什么变化。下面的案例呈现了护士对患者问题外化的干预过程。

护士："您现在感觉那个石头有什么变化？它还在不在？"患者："我感觉它变小了些，感觉不那么堵了。"护士："那您认为您用了哪些办法让它变小？"

（二）解构对话

1. 解构的定义：即邀请患者探索问题、感受、想法的来历及其的影响和后果，邀请患者看自己的问题、自我的认同等如何被建构，提供从不同观点和角度看自己故事的机会，以引出其他可能的叙事。

其实，人的问题、态度、信念等很多时候都已被内化，想当然地被认为是人的一部分，如同人的肢体一样，通过外化，把问题与人分开，把那些问题放在面前，人们就有机会了解其构造及形成等，然后去看那些问题、态度、信念的来历，受哪些特定文化影响，对人和关系产生哪些影响，此即解构的过程。

例如：某位学习过叙事护理技术的护士带着解构的思维与患者互动。

"学了叙事护理以后，我就带着叙事的视角去看患者，他有一点点问题表现出来，我可能就会想，他背后是不是有什么故事，需要我们解决什么问题，我是否去找他的例外事件？解构其背后的原因，去改写他当下的状态。"

解构的目的是让患者了解他/她的问题、感受、想法是如何被建构的，这样他/她们自己就可看到问题故事并非必然，并不代表唯一的真理，只是一种建构；且可用不同方式建构。解构的意图不是要质疑已有叙事，而是打开它的包装，提供机会从不同视角考虑其他可能性，一起寻找生命故事中的特殊意义事件。

当来访者将其生命中的问题故事还原到他的社会脉络和情境中时，护士对他表现的那个故事或是他的行为就有了更深的理解。当护士与患者一起探索其生命中的问题时，患者也可对其生命中呈现的问题有更深了解。让当事人仔细观察和思考自己是如何被建构的，提供不同角度和观点看自己的故事的机会。

2. 解构的意义：每个人都是经营自己生命的主人，但往往主流文化的价值观会不知不觉地做人们生命的主人,指引人们如何思考自己的生活,甚至判断自己是怎样一个人,进而削弱其生命力。为了找回生命力,人们需要解构主流文化对其造成的影响,看主流文化如何塑造某些人,透过解构,找回其被主流文化压抑的支线故事和宝贵的生命力。

3. 解构的方法:① 解构性聆听:带着放空、外化、好奇的态度去听,时刻保持对讲述者用词的关注和贴近;并不企图说服讲述者,只是好奇,例如:"你说到自己过得很苦,那个苦是什么?"② 解构性问话:就是"打开包装",探索对来访者来说具有重要意义的问题、态度、感受、信念的来历和历史,探索主流文化对人及其问题的影响,探索其问题、感受、态度和行为对来访者及其人际关系的影响,让来访者了解自己如何被影响和建构,以引出来访者的支线故事和对其有特殊意义的事件。解构问题设计可围绕"问题、感受、想法"的发生历程及影响,以及解决问题的策略、与问题的关系等问话。

(三) 重构/改写对话

讨论"重构/改写"前,需明确三个概念:主线故事、例外事件、支线故事。① 主线故事:目前所处的困境故事;② 例外事件:在主线故事之外,与主线故事的旋律不一致、不易被觉察的小事件;③ 支线故事:把探索出的许多例外事件串联组成另外一条与主线故事旋律不一样的故事。重构对话即以支线故事替代主线故事的过程。

改写过程是对例外事件探索的过程。例外事件不易被觉察。麦克·怀特认为主流叙事的压制是个体问题形成的最主要原因。美国心理学家杰罗姆·布鲁纳认为人们在选择性表达故事时,占主导地位的故事之外还有被忽视的感受和体验。当个体完全用主流文化价值观评判自己的行为时,个体只能看到那些符合主流文化的事件,对其他事件视而不见。即是说,生活中还有一些细小的实实在在发生的故事,但它们在主流故事的影响下,常常被人们忽视甚至遗忘,如同流星般一闪而过,坠入历史的虚空,这其中就有叙事中所说的"例外事件"或"闪光点"。

探寻例外事件需要询问很多细节,包括涉及什么人、具体做了什么、如何做等。这个过程可通过 5 个 W(when, where, who, how, why)进行询问。以如下对话为例。

护士:您有几个孩子啊?

患者：3个儿子，老大有点残疾，离异，他有1个女儿，女儿和前妻一起生活，老二在外地，小儿子在身边，有2个娃，年龄还小，小儿子和儿媳工作都很忙。

护士：哪个孩子最贴心？

患者：都贴心，都孝顺。我有什么不舒服，他们都忙前忙后。就是我这个病真是给孩子们添麻烦了。

护士：他们那么孝顺，肯定不认为您是麻烦。您是怎么教育的，教育那么好。

患者笑着说：儿子自己领悟得好。说真的，现在社会好，你们医院的医护人员态度都好。

护士：婆婆，您心中看到的都是美好的事。您认为您是一个什么样的人？

患者：人各有各的不易，多向好的地方看。凡事能看得开。

护士：婆婆，您真是个有智慧的人，平时都怎么打发时间？

患者：多数时间睡觉，有时也看看电视，眼睛不好，不能看书。

护士：您好好生活，您的生活态度对当下的年轻人肯定很有启发，后面我如果有实习的学生，我会带他们来看您，让他们看看我们智慧婆婆的风貌。

患者：好！好好生活。你多带学生来玩，还能和我聊聊天。

家访结束，婆婆热情把我们送到电梯口。

这种积极的讲述方法可让患者建立起正性自我认同，进而将其自我认同用在当下的境遇中。

叙事护理的过程就是通过对例外事件的探索，陪伴患者建立新的自我认同的过程。在改写过程中，干预者要有耐心、细心和好奇心，与患者共同探索发现例外事件；还要有意识地串联起探索出来的例外事件，形成支线故事，并让患者清楚地觉察到，让其生命中积极的支线故事有机会替代消极的主线故事，发挥作用。

（四）外部见证人

讨论外部见证人，需先理解何为"界定仪式"。从社会建构论的视角看，个人的人格和自我都是在与他人互动中形成的，人的成长需要他人的参与和见证。使用界定仪式可丰富个人的人生故事。例如：一个人获奖，如果领导邀请了所有员工一起参加颁奖仪式，在此荣耀时刻，他的自豪、快乐会在他的人生故事里强化，当他今后想起这个故事，必定是一个快乐的回忆。假如领导没有为其举办颁奖仪式，直接把奖状发给他,其他员工也对这事全然不知,这个奖带给他的意义便没有第一种假设强烈。

界定仪式中最重要的技术就是外部见证人技术。外部见证人可丰富当事人的人生故事,帮助当事人重建生活中的价值与目标,增强个人的主观能动性。

在叙事护理中,外部见证人可以是护士,也可以是家庭成员、朋友、社区邻里等,甚至可以是玩偶。界定仪式中选择外部见证人的原则是,外部见证人一定要对来访者或当事人起正面积极作用。以下是某医院肿瘤病房开展叙事护理过程中引入外部见证人策略的案例。

建党 101 周年,病房的活动是让患者一起去叙述他们当年入党时的事情,并命名为"叙党事、忆党史"。然后请老党员们一起做党徽,唱红歌。患者没想到自己作为一名党员,在病房里面还会有组织生活,无比开心,最后拿着他们做的党徽,觉得很有成就感。唱红歌时,病友们表现很激动,其中有两名老党员,年龄都比较大,有位 70 多岁的老大爷,情绪很高涨,他说了很多毛主席、周总理的一些当年激励他的事件和精神,觉得这些一直在影响着他,还讲到他当年的辉煌和拼搏,他没有上过学,当时就冲着毛主席那种精神,几门功课在部队里都很优秀。护士在此刻询问患者:在这个疾病的过程中,是否可以把那时的努力劲儿拿出来,患者表示在疾病治疗的过程中也更有信心了。

在此案例中,护士用到了"界定仪式及外部见证人"的技术,通过这一活动,护士帮助患者看到了自身的资源和能力,帮助他们找到了自身的力量,生命的意义得到了升华。

(五) 治疗文件

叙事治疗文件是使用来访者的语言,记录来访者的本土知识或内在知识。叙事治疗师制作和使用叙事治疗文件的目的,是重述和丰厚来访者偏好的人生故事。通过叙事治疗文件的书面认可和支持,来访者可按照自己偏好的价值观、人生目标,更积极主动地塑造偏好的人生和身份认同。叙事治疗文件的类型包括治疗信件、证书、录音或录像及某些有文化意义的物件等。

1. 叙事治疗信件:叙事治疗信件是使用最频繁、最广泛的叙事治疗文件类型。治疗信件类型可依据情况而定,如邀请信、自传信、未来信等。

(1) 自传书写:即以自传体形式书写个人的人生故事,帮助人们探索个人能力、兴趣等个性特质及人生方向等。此方式可用于叙事能力培养,也可用于对患者的干预,帮助患者梳理和联结其过去、现在和未来,以丰厚人生故事,促进自我整合。

以下为进行自传信叙事的实践范例。

请参与者现场书写"我的人生篇章"。要求:为你的传记草拟目录,可以加入一些艺术元素,如封面和插图。之后,请参与者进行现场反馈:这本书的名字是否有什么特别的意义,封面设计的灵感,书中的每一章的构思,在写作的过程中有哪些新的领悟等问题。课程结束后,对作品进行集中展示。

下文节选于一位医学生进行叙事能力训练时撰写的《我的人生篇章》的目录,整个作品包括十章,即"序言、我不记得的事、太阳从西边升起、被窝里孵着一盏明灯(上、下)、梦里被老鼠咬了一口(上、下)、看,星星睡着了、好大一棵枇杷树、村里来了一位老大爷"。

在故事分享中,该同学叙说了其个人成长、求学及走上医学及科研的既往故事,也构建了事业有成、告老还乡的未来故事,促进了医学生的自我成长及对职业价值的思考。

(2)未来信:未来信是邀请患者以未来的视角给现在的自己书写信件,通过信件帮助他们发展出新的积极的偏好故事。基于患者的自我探索,用未来信连接过去的经验与未来,让患者能在对未来愿景的建构中产生积极转变。具体实践方式如下。

通过"来自未来的一封信"引导患者看见未来五年后实现了理想的自己,再让来访者以五年后的自己的身份给现在的自己书写一封信,书写未来自己的生活及感谢现在的自己为实现未来目标作出的贡献。来访者通过书写未来及对当下自己的感谢,可从不同角度发现当下的自己除问题以外的偏好故事,促发来访者产生积极改变的动力,主动建构未来。并引导患者思考:"如果你有一个机会,让你穿越成了五年后实现理想的自己,五年后的你会是什么样的呢? 五年后的你想对现在的自己说什么?"

(3)推荐信、邀请信:推荐信一般由他人书写,通过他人的推荐让身边的人改变对被干预者的固有认识,巩固来访者的积极支线故事的发展。邀请信可由来访者本人书写,邀请他人见证自己的成长及个人拥有的挑战生命问题的技能等。通过纳入他人见证,共构人生故事,增强来访者的自信。

生涯规划课中,邀请学生给自己的父母或信任的长辈写一封邀请信,邀请他们到课堂见证自己从生涯课堂结业并承诺积极地进行自我探索与未来规划。通过父母（长辈）的见证，学生可强化自身将承诺转化为行动的动力。

2. 证书：证书常用于儿童青少年人群。相比于其他文件形式，证书更正式，对来访者可起到书面认可的作用，奖状是最常用的证书形式。请看如下案例。

有一个叫方雪的小女孩，她遭遇了车祸且司机肇事后逃逸，加之家里经济条件不好，她的康复治疗过程非常艰难。其父母在此情况下一如既往地照顾着她，尽心竭力，而且一副乐天派的乐观主义精神。他们的行为深深感动了科室里所有护士，护士们给他们颁发了奖状。这个奖状虽不值多少钱，但通过这种行为，父母对孩子的爱就被见证了！那个孩子要努力活下去，而且要活得更好的愿望被见证了、被鼓励了！

3. 创造性应用治疗文件：治疗文件有多种形式，可结合不同的文化背景，选择具有特殊意义的治疗文件。如某医院肿瘤科发展了多种形式、具有中国文化特色的治疗文件，以下为其护士长所述。

从 2018 年起，本病房开展安全疗护，在护士站放了一棵许愿树，上面有许多许愿卡片。那些卡片上有很多患者对其家属说的话，也有护士对患者的一些祝福，有些面对面无法言表的话语，可通过卡片表达。

我注意到一位患者平时看很多佛学的书。借助端午节，我送给他一个平安香囊，即佛教的一个小挂件，我就跟他说你一定要坚持住，我送给你的这个小挂件也会陪着你。患者家属最后也觉得很圆满，对我来说也是一种宽慰。

第四节　临床叙事护理实践案例

前文提及叙事医学能力培养的工具之一是反思性写作及临床叙事干预。下文选择两个完整案例，呈现叙事临床实践的路径。

一、叙事病例的书写

丽塔·卡伦在 1993 年创立了"平行病历"，将其作为叙事写作训练的一种工具，倡导学生以日常语言书写患者。同时强调，平行病历不是日记，而是临床训练的组成部分，并希望这种叙事写作能服务于特定的患者。叙事医学进入我国医学领域后，以平行病历为特征的叙事文本成为呈现叙事医学的主要实践证据,护理领域的叙事性病历也得到快速发展,但目前平行病历书写范式仍处于探索阶段。以下内容节选自某肿瘤病房护士基于临床实践所写的叙事病历《为爱守护》。

静对风雨

李蓉(化名)经常出现剧烈的癌性疼痛发作,与丈夫租住在某医院附近房子里,以便李蓉癌性疼痛发作时,可尽快到医院注射镇痛药物。本宁养中心工作人员在患者丈夫申请宁养服务的第二天家访了李蓉,干预者在李蓉租住的那间小屋见到了她。她半卧在床,面容清瘦憔悴,聊起她的疾病经历,平静、不悲不喜、没有怨天尤人。她说因为之前健康状况一直很好,从未想到自己得这种病。于是我带着欣赏的口吻夸奖李蓉说:"与您谈话的过程中,我能感受到您的坚毅、信念和独立,您对生命的这种态度很让人佩服。"李蓉的丈夫在一旁回应说:"她知道自己的诊断以来,没有掉过一滴眼泪。"李蓉接着评价自己说:"我是个很有主见的人。前段时间住院时,几位病友不停地抱怨,怎么都想不通为什么会得这种病,内心很郁闷。我不会想那么多,想那么多也没有用,我认为得这个病是自己的命,有什么可抱怨的呢?""您的这种态度很了不起!"我补充道,"您平时喜欢做什么?"李蓉立刻问:"是生病前还是生病后?"我回答说:"都可以说。"李蓉立刻说:"现在每天就这个样子,还能做什么呢?"

生命尽处方知情浓

于是我提醒到:"不想给女儿留些什么吗?您是一个有智慧的人。"李蓉说:"对,女儿还小!"社工在一旁问李蓉,说:"女儿知道您的病情吗?"李蓉说:"我母亲只告诉她,妈妈得的病很重,但她年龄尚小,不知道具体发生了什么,我也没有告诉她那么多细节。"

我接话说:"女儿现在还小,即使您给她说很多细节,她的理解也有限。您可以把您想告诉她的事情,推后告诉她,让她在长大后可以知道。这样您就必须通过写信等方式留下更多的您想告诉她的话。女儿的人生岁月还很长,她以后也会结婚生子,当她以后成为母亲时,读着您给她写的信,她能感觉您仍在她身边,这是多么有意义的一件事。"李蓉立刻回答:"可以!"

家访结束时,李蓉的丈夫执意送宁养工作人员到出诊车上。下楼梯时,他一直对宁养院向李蓉提供的帮助表示感谢。我话锋一转,对李蓉的丈夫说:"我认为您人真好,在李蓉生命这么艰难的一段路上,给予了她那么好的陪伴。"本来是很平常的一句话,李蓉的丈夫听到我这么一说,瞬间泪流满面,一边用手擦拭眼泪,一边话语呜咽:"贾老师,您不知道,我和李蓉已经离婚几年了,我也有了新的女朋友,正准备结婚,李蓉突然打电话说她得了重病,我立刻与这个女朋友分手,来到李蓉身边,我们毕竟夫妻一场,还有个孩子。"我惊诧了,接着说:"您太了不起了!您的这种行为一定会为您女儿的一生带来积极影响。"

为爱守候

回医院的路上,社工小诗说:"李蓉的前夫第一次去宁养院咨询时,谈到李蓉的病情就哭了,而且准备与李蓉复婚。"说罢,发出啧啧的赞叹声。我低声说:"也许他想给李蓉一个圆满吧!"翻看宁养共照服务空间微信群,我寻找李蓉丈夫的微信号,准备问他一些问题。我突然惊异地对小诗大声说:"他的微信名字竟然叫'为爱守候'!"我们不知道他与李蓉之间为什么解除了婚姻关系,但在李蓉的生命尽头,李蓉的前夫不争对错,只付真情,便是对"为爱守候"的最好诠释。

李蓉从未想到自己在生命的这个阶段会得癌症,也更不会想到在她重病后前夫会带给她如此深情的陪伴。真可谓苍天无情人有情,生命尽处情更浓!

二、叙事护理干预案例 1:在困境中燃起希望

1. 案例简介

患者洪××,女,69岁,1年前无明显诱因下出现腹部胀痛,呈阵发性,疼痛较轻,无畏寒发热、恶心呕吐等不适,未引起重视,未诊治。5个月前患者感上腹痛加重,性质同前,伴纳差、乏力,遂至胃肠外科行肠镜检查,提示升结肠癌,行全身化疗 1 次,患者因不能耐受化疗副反应,拒绝再次化疗;因癌性疼痛接受姑息治疗和安宁疗护。患者接受宁养服务(安宁疗护居家服务)一个月后,宁养工作人员计划对患者进行第二次家访服务。拨通患者电话,表明家访意图时,患者对家访没有明显抗拒,也没有明显接受。经过半小时车程,干预者到达患者的家。

2. 叙事经过

护士:"洪××,我今天去家访您,可以吗?"

患者:"可以。"在电话这头,我能听到患者低沉的声音,伴随着喘息声。

当我们敲门进到患者房间时,患者正坐在床边的轮椅上,吸着家用制氧机输出的氧气,呼吸急促。

护士:"您好!"

患者:"你们到我家来的意思是什么呢?"(信任不足)

护士:"就是想看看您。"

患者:"你看我这样吸着氧,呼吸还那么困难,我就一直这样了吗?"

护士看了患者近期的检查报告单后说:"不一定,很多患者有段时间呼吸费力明显,有段时间又会明显好转。也就是说,很多患者呼吸困难这个症状是波动的,时轻时重。"(解释中保有患者的希望感)

患者没再问呼吸困难的问题,接着问:"你看我双脚那么肿,该怎么办?"

护士仔细检查了患者的双脚,见她脚上穿着一双漂亮精致的绣花鞋,便对患者说:"您长期这样坐轮椅会加重双脚的肿胀,最好不要穿原先合脚的鞋子,可以穿一双宽松、舒适的家居鞋,可减少皮肤摩擦和受压,也有助于保护皮肤的完整性。"

患者听到护士的话后接着问:"你说真的是因为我长时间坐着,我的双脚才那么肿吗?"

护士:"长期坐着肯定会引起血液回流不畅,导致双脚肿胀,我不知道您有没有类似的生活经验,持续坐火车时间超过 24 小时,人就会双脚发肿。"(解释中保有患者的希望感)

患者:"那我把鞋换成宽松的。"患者没有再提及双脚水肿的问题。

护士:"听说您平时生活很规律,您认为是什么导致这个疾病发生的?"(解构)

患者:"不知道,都说是因果报应。"

护士:"因果报应?我并不这么认为。也许您受的这份苦是代替您的亲人或他人受的苦呢?我们都不知道这背后是怎么回事。您可以再多说一些吗?"(对患者的话重赋意义,并深入探索)

患者没有说话,也没有否认。

护士:"您呼吸困难,活动不便,精神状态依然那么好,您是怎么做到的?您心中有什么样的信念支撑您这样的精神状态呢?我总认为没有信念的支撑,是很难做得像您这么好的。"(探索患者的资源和能力)

患者接连点头,接着说:"你说得太对了!没有信念支持着,(日子)太难过了。我很多时候都胡思乱想,静不下来,想控制住自己不要胡思乱想,又控制不住,呼吸困难就更重。"

护士："您怎么描述您目前这个状态呢？"

患者："困住，无望，不知何时是个头。"

护士："我看到您尽管身体不舒服，但您服饰依然很讲究，特别是鞋子那么精致。其实，它穿起来不是那么舒适。看得出您是一个热爱生活的人。您是怎么应对这个'困住'的呢？"（探索患者的资源和能力）

患者："有时，我打电话给儿子说说话，发泄一下情绪；有时，我试着静坐，但依然静不下来。想着呼吸怎么会那么费力？"（患者希望静下来）

护士："网上有很多免费的冥想音乐，听着这些音乐很容易让人静下来。我认为我听着冥想音乐时，很容易静下来。我播放个我喜欢的音乐给您听听看？"（根据患者的需求提供建议）

患者听着音乐，突然举起双手静放于半空，像练瑜伽的样子。

患者听完音乐后就问："你的这个音乐是在哪儿得到的？ 我平时可以听这些音乐练静心。"（改写）

因为护士不便拿患者的手机操作下载音乐，向患者解释："网上有很多这样的免费音乐，我打电话告诉您儿子，等您儿子下班回来后，让他在您的手机上下载这些音乐播放给您听。"

家访过程中，患者多次问护士的名字，护士告诉了她。家访结束时，患者又特意问护士的名字，解释说不好意思，她记忆力不好，刚才问过又忘了。这次要记住。

3. 案例分析

案例中用了外化（让患者命名她目前的状态）、解构（怎么看待这个疾病）、重构和改写，通过对患者的话语重新赋予意义，变负向描述为正向描述，为患者赋能。

在叙事理念上用到了谦卑、好奇。在肢体语言上始终保持微微前倾和倾听状态。回应患者的问话，在解释中保持患者的希望感。对问题外化后，根据患者的需求，进一步提出建议让患者选择，让患者在困境中有个可操作的抓手，让改写成为可能。

三、叙事护理干预案例2：我想记住您的名字

1. 案例简介

患者贺老师，六十余岁，公务员，性格平和，是宁养家居服务中病情较平稳的患

者。宁养团队成员谈论起她来,总认为她心情保持得不错。

家访路上,电话联系患者时,患者仍在休息,我们告知其宁养团队约 20 分钟到其家中,患者表达知晓并感谢。敲门时,患者的爱人开门引宁养工作人员入家门。进入患者的卧室,我们见患者半躺在床上,性格平和,表情平静,精神尚可。

2. 叙事经过

护士帮助患者躺卧舒适后与其聊天。患者问护士问题,刚开始说"你们有没有"几个字时,突然哽咽说不出话。我递上纸巾,耐心等她情绪恢复平静,等她把话说完。(同步共情)虽经十多年的安宁疗护临床实践,我大概知道她要问什么。情绪平静后,她接着问,几个问题全是关于怎么尽快结束生命的问题。

于是护士问:"您病情那么平稳,怎么会这么想呢?"(解构)

患者说:"活得没什么价值,天天这样,就是别人的负担。"

护士:"霍金就几个手指能动,他从来不认为自己是别人的负担。"(解构)

患者:"他能创造价值,我又不能创造价值。"

护士转向患者爱人问:"您说,贺老师现在还能不能创造价值?"

患者爱人腼腆笑了一下:"她能陪伴我就是最大的价值。"

护士:"您对叔叔这样说,有什么想法?"

患者:"太麻烦他了,每天都是他照顾我。"

说着患者又难过了。

护士转向患者爱人:"太麻烦您了,您对贺老师这样说,有什么看法?"

患者爱人:"生活那么多年,都是亲人了,我该照顾她的。她老是这样想。"(通过他人视角,为患者寻求资源)

护士:"您思维那么清晰。也许您认为您不能像以前没有生病时那样帮别人做很多事。您看,您与爱人生活这么多年,您可以和爱人聊天,您与爱人聊天是别人代替不了的,这就是价值。"(总结患者爱人的话,让患者再次看到资源)

患者:"我的很多朋友一听说我这病,都躲着我。我感觉挺不舒服。"

说到这里,患者又是呜咽。

护士:"是的,多年的朋友突然在您这个状况下躲着您,也挺令人伤心的。(共情)或许是她们没有医学背景,对您的这种状况倍感恐惧。(合理化他人行为)您看,我们宁养工作人员就不躲着您,特别想与您聊天。因为我们是医疗专业人员,知道您的情况是怎么回事。最重要的是,您的爱人也没有躲着您,他没有医学背景,或许他心里也恐惧,即便如此,他对您还是那么好。"(在合理化中,提炼患者的资源)

护士:"您认为,他为什么对您那么好呢?"

患者:"一辈子的感情吧。他也没有办法。"

护士:"就是,一辈子的感情。如果生病的不是您,是他,您希望让他安乐死,离开您吗?"(用假设提问让患者看到资源)

患者:"那我不会,我舍不得。"

护士:"所以,他也不会认为您是负担而希望您尽快离开,他想照顾您,就是您活着的意义。"

患者:"就是天天这样活着也没意思。卧床,上厕所,吃药,吃饭。这样可以持续多久呢?"

护士:"现在,很多肿瘤患者都是带病生活的慢病者。因为是慢病,所以我们要学会与它相处。我们有一个患者是 2008 年接受宁养服务的,现在还生活得很好。"

患者:"他也吃镇痛药吗?"

护士:"是的,一直吃,不吃就痛。"

患者沉默没有说话。

护士:"可能您与外界交流得少了,我们有志愿者,如果您愿意让她们跟您聊天,我让社工帮您联系志愿者,这样,您每周就可以和外界有接触,您看怎样?"

患者默认,表情平静。(用建议的方式提供资源,让患者有选择的自主权)

护士:"另外,学习画画也是一个不错的选择,网上有很多绘画半成品,像我这样没绘画功底的人都可以在提示的部分按照自己喜欢的颜色涂色,也挺有趣。如果您喜欢,下次,我们就让志愿者拿来画本,我们一起试一试?"(用建议的方式提供资源,让患者有选择的自主权)

患者笑着默认。

家访结束时,患者对宁养家访表示谢意。

3. 案例分析

在这篇叙事中,护士用了共情、解构、转换视角、假设性问话等多种叙事理念和技术,让患者看到自己的资源、能力和价值。

(贾艳羚　王艳波)

参 考 文 献

1. Casey Briege, Proudfoot Denise, Corbally Melissa. Narrative in nursing research：an overview of three approaches[J]. Journal of advanced nursing, 2016, 72(5)：1203-1215.

2. Rita Charon. Narrative medicine：a model for empathy, reflection, profession, and trust[J]. The Journal of the American Medical Association, 2001, 286(15)：1897-1902.

3. Rita Charon.叙事医学：尊重疾病的故事[M].郭莉萍,译.北京：北大医学出版社,2015.

4. 郭莉萍.叙事医学课程思政指南[M].北京：中国科学技术出版社,2023.

5. 黄辉,刘义兰.叙事护理临床应用的研究进展[J].中华护理杂志,2016,51(2)：196-200.

6. 姜安丽.叙事护理的发轫与探究[J].上海护理,2018,18(1)：5-7.

7. 李春.叙事护理精进60讲[M].赤峰：内蒙古科学技术出版社,2021.

8. 李飞,宁晓红,王剑利,等.叙事病历临床应用的可能路径[J].医学与哲学,2022,43(6)：46-51.

9. 齐猛,徐跃峤,菅凤增,等.如何书写叙事医学平行病历——基于首都医科大学宣武医院神经外科的实践[J].医学与哲学,2019,40(22)：45-46,65.

10. 赵兆.叙事治疗文件及其本土化应用[J].医学与哲学,2015,36(11)：72-75.

第八章
积极心理学提升护士助人与自助能力

积极心理学是利用心理学已有的实验方法与测量手段,研究人类发展潜力和美德等积极方面的一个新兴学科。早期心理学提出三大使命:治疗人的精神或心理疾病、帮助普通人生活得更充实幸福、发现并培养具有非凡才能的人。二战后,为了医治战争创伤,心理学重点发展了治疗与心理康复技术,如精神分析与行为治疗等,确立了消极心理学的统治地位。人本主义心理学家马斯洛曾经说过:心理学作为一门科学,对消极方面的研究远比对积极方面的研究要成功。它反映了很多人类的缺点、短处、过失,很少关注人类的潜能、长处、实际愿望或心理高度。当一个国家或民族被饥饿和战争所困扰时,心理学的主要任务是治疗心理创伤;在经济繁荣和平时期,心理学的主要任务是帮助人们活得更加幸福而有意义,生活得更美好。积极心理学的目标即是促成一种变化,让心理学从只对补救生活中糟糕之事到同时建立生活中最美好的事情。

本章将重点介绍近年来在积极心理学领域涌现出的重要理论及实践应用案例,以期为临床一线护士从积极心理学视角进行助人和自助,提供参考范本。

第一节　积极心理学概述

积极心理学提倡用一种开放和欣赏的眼光看待每一个人,强调心理学要着力研究每一个普通人具有的积极力量(positive strength),即正向、具有建设性的力量和潜能。人的积极力量包括某些人格特质,如乐观主义、自我效能、抗逆力等,还包括人在正确的时间能正确地运用各种资源和技能实现自己的目标或解决所面临困难的能力。积极心理学提倡对个体或社会存在的问题做出积极解释,并使个体或社会能从中获得积极的意义。

一、积极心理学研究的主要内容

积极心理学的研究内容可概括为"一个中心三个基石":以研究人的幸福为中心,以"积极情绪、积极人格特质、积极社会组织系统"为基石。塞利格曼(Seligman)认为积极心理学中心议题是对幸福的实证研究,个体要维持积极的心理状态应具备幸福理论的 5 个元素,即 PERMA:积极情绪(positive emotions,P)、投入(engagement,E)、人际关系(relationship,R)、意义(meaning,M)和成就(accomplish,A)。与传统心理学相比,PERMA 肯定了人群同时存在的正性与负性心理状态,并注重提升他们的积极体验。研究表明,基于 PERMA 理论的积极心理干预可有效改善个体的心理状态,降低抑郁水平,提升生活满意度。积极情绪、积极人格和积极的社会组织系统是人类获得幸福的具体实践形式。

积极心理学主要从以下三个方面研究积极力量。

1. 主观层面,主张心理学要研究个体对待过去、现在和将来的积极主观体验。 ① 对待过去:主要研究满足、满意、骄傲、安宁、成就感等积极体验;② 对待现在:主要研究高兴、幸福、福流(flow)和身体愉悦等积极体验;③ 对待将来:主要研究乐观、自信和希望等积极体验。

2. 个体层面,主张心理学研究积极人格。 人格研究是积极心理学非常重要的一个方面,积极心理学提出其独特的人格分类标准,如乐观型解释风格人格和悲观型解释风格人格。积极心理学在人格研究中特别强调关于积极力量和美德的人格特质。Seligman 等提出并总结出 6 种美德和 24 种积极人格特质,分别为智慧和知识(创造力、好奇心、开放思想、热爱学习、洞察力);勇气(真诚、勇敢、坚持、热情);仁慈与爱(友善、爱、情商);正义(公平、领导力、团队精神);修养与节制(宽容、谦虚、谨慎、自律);心灵的超越(审美、感恩、希望、幽默、信仰)。

3. 集体层面,主张研究积极的组织系统。 积极心理学主要研究家庭、学校和社会等组织系统,提出这些系统的建立要有利于培育和发展人的积极力量和积极品质,即这些系统的建立要以人的主观幸福感为出发点和归宿。

二、积极心理学相关理论

(一) 幸福的 PERMA 模型

PERMA 模型在积极心理学领域被广泛认可,具有深远影响。塞里格曼认为该模型可从更深层角度解释和定义主观幸福感,并对"PERMA"模型进行了详细的解释。

积极情绪(positive emotions):提升主观幸福感,仅仅追求积极情绪并不是十分有效的方式,但积极情绪体验仍是个重要因素。主观幸福感包括享受当下,即体验积极情绪。

沉浸或投入(engagement):产生"沉浸感",指人们全身心投入某件喜欢或擅长的事情时会失去对时间的感知能力,这也是主观幸福感的一个重要部分。如果你没有真正地投入到某件事时,是很难产生幸福感的。

积极的人际关系(positive relationship):人类是社会动物,在与其他个体的联结中才能得到充分的发展。与他人保持深刻、有意义的人际关系对提升幸福感至关重要。

意义(meaning):如果个体没有找到生活的意义,即使在大部分时间里都很快乐也不一定会产生幸福感。人们在将自己完全投入到某件事或意识到某事物比自己更加重要时会体验到一种无法替代的意义感。

成就(accomplishment/achievement):当成功完成某个目标、变得更加优秀时,人们也从中成长了不少。没有成功和达成目标的驱动力,人们就缺失了真实幸福中的一块"拼图"。

该模型为理解主观幸福感和提高幸福感的实质提供了一个整体框架。如果你想要提升真正的幸福感,你所要做的是:① 体验更多的积极情绪,做更多使你开心的事,将快乐注入日常生活中。② 努力提高投入度,追求兴趣爱好,发展技能;如果有必要的话,找一份自己激情所在的工作。③ 提高人际交往中的关系质量,与朋友、家人和重要他人建立更积极、更具支持性的关系。④ 寻找意义感;如果在工作中找不到意义感,就从志愿活动、个人爱好、娱乐活动或从指导别人中找到意义感。⑤ 聚焦于完成目标,但不要过分专注;注意平衡工作抱负与生活中其他重要事情的关系。

（二）积极情绪的拓展——构建（broaden and build）理论

此理论由积极心理学家芭芭拉·弗雷德里克森（Barbara Fredrickson）提出，弗雷德里克森认为，消极情绪和积极情绪均具有进化适应意义。消极情绪可使个体在威胁情境中获益，当个体体验到生命受威胁时，消极情绪会使个体产生一种特定行动的趋向（如体验到恐惧时，流经肌肉群的血液增加，从而为逃跑做好准备），并窄化个体的思维行动资源，使个体更专注于即时的境况，迅速做出决定并采取行动，以求得生存。

积极情绪具有完全不同的适应价值，积极情绪通过促使个体积极地思考诸多行动可能性的过程，以拓展个体的注意、认知、行动的范围，此为积极情绪的"拓展"功能。例如兴趣通常产生于安全且具有新奇、挑战和神秘的情境，会驱使个体对情境做出注意和努力，激发个体探索的认知行动趋势，不断获取有利于目标实现的知识和经验。

消极情绪通过窄化个体认知行动范畴，使个体在战斗—逃跑的情境中获益，其收益是直接、瞬时的。积极情绪可构建个体持久的资源，给个体带来间接、长远的收益，帮助个体建构持久的身体、智力、心理和社会资源，这种建构功能是在"拓展"的基础上实现的。思维—行动范畴的拓展，提供了建设个人可持续资源的机会。如快乐可出现玩耍的冲动，对某种动物的研究表明，幼崽在追逐的玩耍中经常会有爬上柔韧的树枝上的举动，而这一行为同样出现在成年个体在逃避肉食动物的追猎中，此即为构建身体资源的一个证据。玩耍同样可构建持久的社会资源，集体的玩耍，并同其他成员共享愉悦、兴奋，可增强个体的社会联结和依附，并成为日后社会支持的重要依据。对儿童的研究表明，玩耍可通过提高创造性水平而构建个体的智力资源并促进大脑的发育。已构建个体资源可长期储存，以供日后提取，从而改善个体在将来应对和提高个体存活的机会。

积极情绪同思维拓展、资源建构的关系是相互影响、相互引发的，早期积极情绪体验拓宽了个体的注意和认知，这有利于个体对逆境的应对和资源的建构，而良好的应对又预示着未来积极情绪的产生。这是一个循环的过程，对个体发展呈螺旋式上升，在这个不断地螺旋式上升的过程中，个体的心理幸福感不断提升，并实现个人的成长。

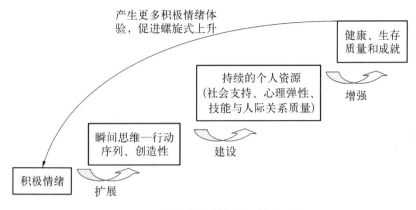

图 8 - 1　积极情绪的拓展—构建理论

三、塞利格曼的实现幸福人生的三个法则

积极心理学观点认为,想法决定悲喜人生,只要你怀揣对未来的积极信念,你一定可以过得幸福。如何从悲观转向乐观? 从绝望转向希望? 塞利格曼提出增进人们幸福感的认知调适三法则:即过去的就让它过去、未来不全像你想象、抓住现在的幸福。

（一）幸福法则一:过去的就让它过去

塞利格曼认为,童年不是一生的诅咒,常常查看伤口不利于愈合。对过往的美好不能心存感激,对过去的不幸夸大其词、念念不忘,是有些人得不到平静、满足和满意的罪魁祸首。逃离误区的方法之一就是学会感恩,通过感恩,人们将不再为往事耿耿于怀,会更加珍惜生命,看到自己的价值;懂得感恩,也会让人与他人及社会保持更多的联结。有几个方法可帮助个体养成感恩的习惯。

1. 记住:生活的每一天都是一份贵重的礼物,个体有潜力将每一天变成一项杰作。

2. 抓住:及时捕捉到你抱怨的情绪和行为,思考当下或生活中仍然值得感激之处。

3. 写下:每天写下所有令你感激的事,即使是最轻微的感激想法和经历。坚持一段时间(请坚持 15 天)后,看看你的生活体验有什么不一样?

4. 表达:向你的家人、朋友、同学表达你的感激,确切地告诉他们:他们为你做了什么,你的感受如何。

(二)幸福法则二:未来不全像你想象

大家都熟悉"塞翁失马,焉知非福"的故事,它告诉人们任何事情都有两面性,有时很难说什么是福,什么是祸。而保持乐观和希望能帮助人们在遭受打击时对抗沮丧,在面对挑战性工作时表现良好,还能使人们更健康。

塞利格曼认为乐观与悲观其实是一种解释风格。乐观解释风格者往往将消极事件归因为暂时性、特定性的情境事件,即外部原因,把积极事件归因为永久性、普遍性的内部原因。悲观解释风格者往往将失败归于永久性、普遍性因素(如能力有限),即内归因,从而产生结果不可控的预期,出现动机水平下降和抑郁、无助情绪。请看乐观者和悲观者面对同一种情况的解释风格在永久性即时间维度上解释的差异。

悲观型(永久性):我完蛋了;我就是不受欢迎的人;你从来不和我交流。

乐观型(暂时性):我累坏了;我不是她喜欢的类型;你最近没怎么和我聊天。

如果你把不幸的事想成"永远""从来""总是",把它归因到人格特质上,那么你就是悲观型的人;如果你把不幸的事想成"有时""最近",把它当成偶发事件,你就是乐观型的人。

再看看两种解释风格在普遍性,即空间维度上的差异。以下是人们对不幸事件的一些"普遍性"和"特定性"解释。

悲观型:我是个令人讨厌的人;读书一点儿用也没有;只有他觉得我迷人。

乐观型:只是他讨厌我;读这本书一点儿用也没有;我很迷人。

对坏事永久性解释会造成长期的无助,而暂时性解释则可迅速恢复。普遍性维度决定一个人是会把无助带到生活的各个层面还是维持在原来的地方。

找到好事的"永久性和普遍性"原因,和对不幸事件做出"暂时性和特定性"解释,是希望的两个支柱。乐观者对事件的解释往往充满希望。请看下面对同一种情况"用无望的或充满希望的"两种解释带给人们的感受。

无望的解释:我很愚蠢;男人是暴君;这肿块大概率是癌症。

充满希望的解释:我没想到;我先生心情不好;这肿块大概率没事。

乐观和希望可以通过培养获得,一旦你意识到自己有悲观的想法,可通过下面的方法控制和修正悲观信念,增强乐观和希望信念。

1. 转移：通过转移注意，停止或中断习惯性思维。主要技巧：用手拍桌子或墙壁，并大声说"停"；或在纸上写个大大的"停"字，然后试着把注意力集中到外界客观物体上；如果这个想法驱之不散，可以对自己说："停住，我现在不要想它，等到晚上六点钟再去想。"

2. 保持距离：转移是停止悲观思维，远离则是退后一步，让自己与自己悲观的解释保持距离；提醒自己，悲观的解释仅仅是一种可能，而非事实。

3. 借鉴阿尔伯特·埃利斯的理性情绪疗法进行自我对话。可参照如下步骤实施：① 反驳：是一种自我的内部对话，旨在为不幸事件找出一个同样有利的乐观解释。以下五个步骤，可使你的反驳更令人信服。② 证据：反驳消极想法最有效的方法就是去举证，证明那些想法是不正确、不符合实际的。③ 寻找其他可能性：反驳自己的想法，先要搜寻所有可能的原因，把重点放在可改变、特定、非人格化的原因上。悲观思维常去找最糟、最有杀伤力的理由，并不是因为它有证据支持，而是因为这个理由最阴暗，最让你绝望。你的任务就是要打破这种杀伤力很强的思维习惯，训练自己去寻找各种可能的原因。④ 自我暗示：有时，你脑海中的消极想法可能是对的，在这种情况下，应该使用"非灾难法"，你可以问自己，这个糟糕的情况最可能引发的后果是什么？⑤ 效用：有时抓着一个想法不放的后果其实比它的真实性还要糟，想法真的具有破坏性吗？有时不要去管你的想法是否正确，直接反驳它，甚至干脆不理它，继续过日子。如果这个想法是真的，可以思考这个情境可以被改变吗？试着列出可以改变这种情境的方法。

（三）幸福法则三：抓住现在的幸福

抓住现在的幸福，也就是人们常说的活在当下。塞利格曼认为现在的幸福包括愉悦和满意两个成分：① 愉悦：做让自己快乐的事带来的感觉，是情绪和感观上的满足与快乐，不需要思考，如狂喜和欢笑，容易获得，是生理上的满足，暂时的幸福，对未来没有任何帮助。② 满意：做喜欢的事带来的感觉，需要发挥个人优势和美德，来之不易，是心理上的成长，可驱散自我沉溺和对抗抑郁。积极心理学家将这种满意或享受状态称为"体验心流或福流"，即你现在做的正是你一直想做的，你希望永不停止地做这件事情，如画画、做自己喜欢的运动等。

塞利格曼认为体验心流或福流具有以下 5 个特征：① 全神贯注（注意力集中）；

② 物我两忘(自我意识、空间意识、时间意识的暂时性消失);③ 驾轻就熟(对活动有完全的掌握和控制);④ 点滴入心(体验过程,感受到活动的精确回馈);⑤ 酣畅淋漓(发自内心地主动积极参与活动)。

专注地做自己喜欢的事情时,我们就没有时间考虑其他事了。研究表明,高"心流"的青少年日后上大学的比例高,有良好的社会人际关系,未来生活也比较成功。所以,"心流"被认为是能构建未来的心理资本。

花点时间,做一个练习:列出你真心喜欢且能给你带来心流体验的活动。当你情绪不佳时,去做一些能给你带来心流体验的事情,当你专注于体验心流时,那些自动性想法就会自然而然地消失。

四、积极心理干预策略

积极心理干预(positive psychology intervention,PPI),并不关注如何帮助人体治愈其病理性症状或调整消极状态,而是通过干预增加个体的积极感受、积极行为、积极认知和幸福感。广义的 PPI,是增加积极情绪、行为和认知的干预的总称。狭义的 PPI,基于传统积极心理学理论开展,干预目标是积极行动取向的,并依托积极活动实施干预。因此,PPI 是使用基于理论和经验的途径或策略,以增加积极情绪、行为和认知,进而提升参与者幸福感的干预的总称,是积极心理学理论转换为心理干预或治疗操作技术的载体。

经过 20 年的研究和实践,积极心理干预已形成四大基本干预策略,即认识和运用积极特质、感知和欣赏积极体验、训练和养成积极思维、建立和维持积极关系。这些策略不仅能促进积极情绪、积极认知和积极行为的提升和发展,还能帮助参与者减少负性情绪,改善心理问题。

(一) 认识和运用积极特质

个性优势指个体典型、真正代表个人优势的性格,通常采用"认识自己、探索自己的优势并运用到实践中"。基于性格优势的干预是一种个性化干预策略,也是目前为止积极心理干预领域运用最广泛的一种方式。参与者可根据自己的突出优势开展相对应的活动。如有研究者针对"欣赏美的能力"的优势设计为期 3 周的在线课程,包括美丽日记、美丽意识、美丽作品、分享论坛等,旨在帮助参与者提升对"美"的感知、了解"美"的作用、提升美学态度、接触美好事物,进而提升幸福感。有研究者设计了基于"幽默"的干预方案,包括三件有趣的事、收集有趣的事、运用幽默、以幽默应对压力等。在这一系列干预中,普遍采用了"认识—探索—运用"模型;参与者首先通过问卷测量、优势评价、识别突出优势等方式了解自身优势,再通过观察他人的优势、想象自己最好的状态等方式强化认识优势的技巧,最后学会如何在日常生活中使用自己的优势,并不断地练习以提升幸福感。

(二) 感知和欣赏积极情绪体验

积极的情绪体验不仅包括能使个体内在达到平衡的基本愉悦感(如生存需求、健康需求、性需求的满足),还包括个体突破自我极限和内在平衡而取得发展时的愉悦感(如体育、艺术活动中的自我超越、利他行为和激励人心的谈话),后者可使个体获得积极的成长和长久的幸福感。

感恩是积极体验的重要元素,个体通过感知和欣赏世界,主动地回馈世界获得感恩体验。感恩的策略通常包括帮助个体觉察到自己是受惠者,并将值得感恩的事情记录下来(感恩清单、感恩日记)、向他人表达感恩(感谢信、感恩拜访)、心理教育领域的感恩活动(感恩图、感恩树)。感恩练习可帮助个体获得积极情绪,提升幸福感,并减少负性情绪。感恩和"三件好事(每天记录生活中的三件好事及其发生的原因)"练习是最常被采用的积极心理干预策略。

除了直接的感恩和欣赏,自然环境也会对个体的积极体验产生影响,例如宜人的气候可提升情绪、拓展认知,个体与自然的联结可帮助个体在身、心、灵各个方面获得积极体验,促进个体达到丰盈的状态;因此增强个体与自然的联结也是积极心理干预的一种手段。基于自然的积极心理干预,鼓励参与者开展和自然相关的活动,例如在30天内每天至少花30分钟在户外或自然环境中聆听自然的声音、进行冥想、观察野生动物等;参与者也被鼓励拍摄自然美景,并上传到公共空间相互交流。

(三) 训练和养成积极思维

积极思维指个体对未来抱着积极的期望,并且他所采取的行动可能会受到后果预期的影响,那些看到预期结果的人通过自身的努力去争取期望中的结果,尽管他们在这一过程中会遇到困难。典型的积极思维有希望和乐观:即以积极的视角探索并实现目标(如希望疗法);用积极的信念促进最优的功能(如幸福疗法)。

1. 希望疗法(hope therapy):是由积极心理学家施耐德(Snyder)等提出的"希望理论"发展而来的一系列干预方法。希望疗法的过程通常包括两个阶段:灌输希望和提升希望。

在灌注希望的阶段,首先是帮助个体理解"希望"的内涵,以积极的视角回顾自己的经历,关注自己所获得的成就,使其明白希望感会贯穿生命始终,并在回顾的过程中帮助个体形成"目标"的概念,探索和明晰自己所追求的目标。

在提升希望的阶段,帮助个体寻找能通向目标的方法和路径,尤其是当个体面临挑战时克服困难的方法,并增强个体的动力思维,增强其实现目标的动机。目前,希望理论和希望疗法已得到了广泛的研究和运用。

2. 幸福疗法(wellbeing therapy,WBT):是基于Ryff(1989)提出的心理幸福感多维度模型(包括个体对环境的掌握、个人的成长、生活的目的、自决、自我接纳、与他人的积极关系)为干预内容发展而来的一种短期的积极心理干预策略。有研究者将幸福疗法概括成三个阶段:① 初期:帮助参与者体验到最佳幸福感的情境;② 中期:鼓励参与者识别导致幸福感中断的想法和信念,此阶段是干预的核心阶段,其目的在于改变个体对幸福的信念和态度,促进个人成长,强化积极行为;③ 末期:讨论和修正参与者影响幸福感维度的想法和信念。

(四) 建立和维持积极关系

积极关系是幸福感的一大支柱,积极关系包括社会融合感、支持他人以及被他人支持,积极关系能带来更高的生活满意度、希望、感恩和灵性。积极心理干预策略通过鼓励参与者与他人积极地互动(如利他行为)、积极地沟通(如积极回应),帮助参与者建立和维持积极的关系。

1. 善良行为(acts of kindness/counting kindness):是一种鼓励和引导参与者发现和识别需要帮助的人,并采取利他行为的积极干预策略。作为社会性动物,人类拥有一系列的心理机制激励人们去帮助别人。善良行为可促进个体采取更多亲社会行为,进而促进幸福感的提升。善良行为形式多样,帮助他人开门、帮忙照看小孩、慈善捐助、志愿服务等均可作为一种积极活动,帮助个体提升幸福感。

2. 积极回应(active constructive responding):指积极地、有建设性地回应他人。

如何回应他人对人际关系的质量、个人的幸福感有很大的影响,因此积极的回应可促进人际沟通,改善人际关系。例如,一项在学校中开展的积极干预项目"没有'但是'的一天",要求老师和学生以积极、主动的方式对他人做出回应,不能在言语之间表达或暗含否定的意味。积极心理干预鼓励参与者每天至少练习一次积极回应,对他人有意义或重要的信息表示热情和支持。

第二节　复原力理论及其在心理护理实践中的应用

复原力(resilience)是护理领域出现频率较高的积极心理学名词,也被称为心理弹性、抗逆力等。复原力并不是新名词,中国本土文化也强调复原力。中国文化中常用"复原力"形容那些在压力和威胁下百折不挠、坚强不屈的人所具有的人格。孟子所言"富贵不能淫,贫贱不能移,威武不能屈"即强调人要有抗逆力,不能轻易地被打倒。我国现代文化中也提倡孩子的挫折教育,以此来提高其心理抗逆力。某种意义上,复原力是人们在生活变化中维持精神和谐的根本,是良性发展和自我实现的前提。鉴于临床护士在工作中常处于高压力状态,许多国家把提升护士的心理弹性作为护士心理健康促进的培训项目。

一、复原力的概念和内涵

复原力是个人面对生活逆境、创伤、悲剧、威胁或其他生活重大压力时的良好适应过程,也是个体应对应激或不利情境的一种积极能力,此应对能力可使个体"弹回"至应激前的正常功能状态。积极心理学专家认为,复原力不仅反映个体在不利环境中良好应对的能力,也是其聚集幸福感所需资源(包括生理资源、心理资源、社会资源及文化资源)的一种导航能力。综合已有观点,复原力核心要素可概括为:个体经历创伤或逆境后,能成功应对或良好适应。

二、Kumpfer复原力理论框架

鉴于复原力在人们面对逆境时对个体身心适应的重要意义,近年心理学界对"经历逆境的个体如何复原"进行了大量理论与实践探索，限于篇幅，此处仅介绍对临床实践具有较强操作指导意义的 Kumpfer 复原力理论框架，助力大家理解个体经历逆境的复原过程。

Kumpfer 个体复原力理论综合了个人、环境、互动过程三个方面的相互作用，较全面地阐述了心理复原力的发生、发展过程及复原力与心理结局的关系。Kumpfer 认为，当个体面对逆境时，个体所处环境因素（包括保护性因素和危险性因素）与个体内部原复力因素相互作用，最终可导致三种结局：① 复原性重组：人们经历过逆境后，变得更坚强、心理复原力增强；② 适应：从逆境重压中恢复到初始状态；③ 不良适应重组：个体很难度过难关，易致适应不良，甚至出现各种心理问题。

个体在与环境互动的过程中，决定个体是否实现复原性重组的关键有两方面：一是来自家庭、社区、学校等环境中的保护性因素能否缓冲危险性因素的影响；二是个体内在复原性因素与环境交互作用过程中，能否有效对抗灾难或逆境。因此，激活个体内部及外部的保护性因素，是促进个体经历逆境后心理复原的主要路径。

三、复原力的危险因素与保护性因素

个体能否在逆境及灾难中复原，取决于其生存系统中危险因素与保护性因素相互平衡的结果。复原力的危险因素通常指对个体适应和发展可能造成不利影响的内外因素。已证实心理复原力的内部危险性因素包括"消极情绪、低自尊、自卑、错误自我认知等"；外部危险因素包括"个体成长不利环境、照料压力、恶劣家庭氛围、社会支持等"。在个体面对逆境或压力源时，这些因素会放大逆境对个体的消极影响，导致个体心理崩溃。

保护性因素指可能对个体适应和发展产生积极影响的内外因素，这些因素能有效缓冲逆境或压力源对个体的消极影响，促进个体心理复原。Charney 在研究中总结出 10 条"复原力"的心理因素：即乐观、利他主义、有道德准则、虔诚、有精神信仰、幽默感、有行为榜样和社会支持、勇于面对恐惧、有使命感及有生活目标。台湾学者萧文基于前人研究总结出 7 个复原力因子：① 具有幽默感并对事件能从不同角度观察；② 虽置身挫折情境，仍能将自我与情境做适度分离；③ 能自我认同，表现出独立和控制环境的能力；④ 对自我及其生活具有目的性和未来导向特质；⑤ 具有向环境或压力挑战的能力；⑥ 有良好的社会适应技巧；⑦ 较少强调个人的不幸、挫折与无价值感。

下面以复原力因素"幽默感"为例,说明复原力促进个体心理复原的作用机理。幽默感的内涵:幽默感是一种特殊情绪表现。当人们面临困境时,幽默感有助于减轻人们的精神和心理压力,具体表现在:① 可淡化人的消极情绪,消除沮丧与痛苦;② 具有幽默感的人可轻松自如地应付许多令他人感到痛苦烦恼之事;③ 幽默是人际关系的润滑剂,能带给人们轻松的笑声和欢乐、消减矛盾和冲突、缩短人与人之间陌生的距离;④ 善用幽默的人不仅受人喜爱,也能获得别人更多支持和帮助;幽默是人们的一种精神食粮,可减少人们的压抑与忧虑,维护心理平衡,给人一种轻松愉快的感觉。

四、对个体复原力的探索实践

复原力是一种个体资源,每个人个性品质中都可能存在一些复原力因素,在心理干预中需要引导被干预者意识到自身所具有的复原力因子,以在困境中实现心理复原。下面以"画出你的复原力资源圈"为例,说明在干预中如何帮助个体提升其复原力。

1. 活动目的:整理自己的复原力资源。通过对自己可用资源的澄清,明白从挫折中反弹的力量来自自身。

2. 活动材料:白纸、马克笔。

3. 活动关键词:抗逆力,资源圈。

4. 活动步骤

步骤1:请根据要求完成自己的"复原力资源圈"。

(1)当你遇到压力和挫折时,你会利用哪些资源(这些资源可以是你本身拥有的,可以是你擅长的领域,也可以是你能求助的人)以帮助自己迅速摆脱困境?

(2)取一张白纸,在白纸的中央画一个实心圆点代表自己。

(3)以画的实心圆为中心,再画三个半径不等的同心圆,代表三种资源圈,同心圆内任意一点到中心的距离表示个体可利用资源的优先程度。

(4)将可利用的资源名称写在图上,越靠近中心点,表明你在遇到挫折压力时越愿意使用该资源,或越愿意向其求助,以帮助自己走出困境。

(5)写在最小同心圆内的属于你的"一级抗逆力资源",在你遇到困境时,你首先想到向其求助,这些资源能给你最大程度的心灵支持。即使这样的资源不多,却是个体最大的心灵慰藉,也是个体生命中最重要的成长力量。利用这些资源,个体能迅速从困境中反弹,并顺利地解决问题。

(6)写在第二大同心圆内的是你的"二级抗逆力资源",在你遇到困境时,这些资源虽不是你的首选,但对你仍然重要,来自他们的支持和帮助能让你时常感到温馨。

(7)写在最大一个同心圆内的属于你的"三级抗逆力资源",这些资源平时不怎么想得起来,可一旦你需要帮助,他们愿意尽力提供帮助。

(8)同心圆外的空白处代表你的"潜在抗逆力资源"。尽量搜索你的记忆系统,写出那些虽然较疏远但你仍可利用的抗逆力资源。

步骤2:思考与分享。

(1)你认为自己的复原力资源圈如何?

(2)你还有哪些扩展复原力资源的方法?

(3)你最能掌控的复原力资源是什么?

五、利用"生命树"探讨群体复原力

生命树的方法最早用于支持生活在南非、受到严重伤害的儿童,帮助孩子们分享他们的能力、梦想与希望,他们正在面临的危险及他们如何应对那些困难。后来,"生命树"被广泛应用于其他儿童、老年人等弱势群体,目的在于展现生命的力量,建立被干预者与家庭、社群的联结,丰厚生命故事。完整的"生命树"运用可分为四部分:即"生命之树、生命之林、暴风雨来临、生命赞歌"。

1. 生命之树:首先,干预者与参与者简要讨论一些与树有关的话题,如自己喜欢什么样的树;什么树让自己感受到生命的活力;如果请大家画出一棵能代表自己生命的树,大家会画成什么样子;等等。之后,干预者可展示自己画好的生命树,并向大家发出邀请:"一起来绘制自己的生命树。"我们会从"树根、大地、树干、树枝、树叶、果实"这样的脉络一点点画出这棵树。树的不同部位也具有不同的意义:

(1)树根:你从哪里来(家乡、家庭历史、家乡最温暖的地方,家乡如何滋养你)?

(2)大地:代表"你现在的生活";① 现在和谁住在一起;② 每天都在做些什么;③ 在家时最喜欢做什么;④ 最喜欢的地方是哪里;等等。

(3)树干:代表"你的才能"。描绘或谈论参与者擅长的事情、生活中的技能及才干等。

（4）树枝：代表"希望与梦想"。询问希望与梦想的历史，让参与者看到自己珍视的东西，展现出参与者与他们生命中重要人物之间的联系。

（5）树叶：代表"对你很重要的人物"。绘制时，也可提及已去世的人（若参与者是儿童，此处甚至可以是玩偶）。

（6）果实：代表"你生命中获得的礼物"。这个礼物不一定是物质的，包含从他人那里获得的精神层面的礼物，比如别人对参与者的关爱、信任及善举等（他为什么送你礼物？你身上有什么品质打动了他？你对他的生活产生了什么积极影响？）。

画的过程中，参与者会停下来几次，分享彼此的故事。

2. 生命之林

（1）连树成林：邀请所有人将生命之树放在一起，粘贴在墙上或摆在桌子上，让大家的生命之树形成一片美丽的生命之林。

（2）欣赏见证：在欣赏生命之林的过程中，每个人都可以把自己的感动、欣赏、鼓励与祝福写在其他生命树下面的留言区。

（3）故事重述：记录每个人的故事，或对参与者有很多了解，可以进行故事重述。

3. 暴风雨来临

（1）森林中的风暴：生命之林再美，也会面临生命中的挑战。暴风雨隐喻生命中的问题与危险。通过隐喻，可帮助参与者更容易为他们的应对之法命名。干预者可邀请参与者围在一起，先从美丽的森林可能会遇到哪些危险开始讨论，如：① 美丽的森林会遇到哪些危险？② 这些危险会造成什么危害？③ 危险来临时，森林中的小动物都会干什么？④ 危险过去以后，小动物会做什么？

在讨论中，参与者可以慢慢过渡到自己的生命经历：就像森林会遇到很多危险，人们的生活也会经历很多暴风雨，他们是怎么应对的。

（2）生活中的风暴：如果参与者是同一社群或有同样困难的团体，树木面临危险的话题，会为大家提供一个讨论参与者自己在生活中遇到的问题与危险的安全入口，以及团结一致、共同发声的机会。当讨论开启后，干预者认为参与者已准备好谈论自己的真实困难时，就可以尝试参考"相对影响力问话"，引导大家反思和分享：① 你在生活中经历了哪些重大困难？② 这些困难对你的生活造成了什么样的影响？③ 当困难来临，你有哪些应对方法？④ 你会做些什么？能做些什么？谁会和你一起面对？

还可以关注"不被困难影响的生活"层面：① 暴风雨会经常出现在我们生活中吗？② 我们的生活在哪些时候会远离暴风雨？③ 当暴风雨过去时，我们可以做些什么？

（3）守护生命树：随着活动接近尾声，干预者可以询问这个问题：生命遇到暴风雨来袭时，我们是如何守住宝贵的希望与梦想的？

4. 生命赞歌：生命树活动的尾声是一场庆祝，欣赏每个人的才能、希望和梦想，以及他们与他人的联结。干预者可以将在与众人探索的过程中听到的故事写下来，甚至制作成证书。

（1）珍藏生命树：为生命树命名。具体做法如下：① 邀请每个人为自己的生命树起一个独特的名字，并签上自己的名字和日期。② 询问大家：你会把你的生命树带回家吗？你会怎样珍藏它？③ 提醒大家，我们在一起交流的内容，就留在这个团体里，澄清哪些内容可在团体之外分享、哪些内容一定要保密。

（2）致信重要人物：干预者可邀请参与者给他们生活中、生命中重要的人物写信，分享他们在这个活动中的体验、对自己的发现，也可以对这些人表达为什么他们那么重要，有什么要感谢他们的地方。让参与者有机会与他们生命中的重要的人一起谈论对他们意义重大的话题，创造更大的联结，并让参与者对自己新的、积极的身份认同深深扎根于他的生活。

（3）庆典与赞歌：最后，用一首能让大家感受生命之美的音乐，一起结束探索体验，也可选择共进美食或其他美妙的庆贺仪式。

生命树主要应用叙事干预技术，以团体形式开展，在临床实践中，可以用于各类人群的复原力干预。

第三节　创伤后成长及其在临床心理护理中的应用

创伤事件一般指来自外在、突发、引起人们极大精神压力的极端或异常事件。创伤事件有很多种类型：包括个人创伤，如手术、疾病或丧亲；人际间创伤，如家庭暴力、校园霸凌；以及集体创伤如自然灾难及战争、瘟疫等。据统计，全球约70%的人口至少经历过一种形式的创伤;平均而言,每个人一生中会经历 4 到 5 次创伤事件。创伤心理领域传统研究多聚焦于:① 创伤后负性心理反应,如创伤后可能出现的负性情绪、认知及行为;② 创伤后病理性心理问题,如急性应激障碍、重度抑郁症和创伤后应激障碍等。但受近十几年积极心理学"倡导重新认识人类心理,鼓励人们将关注点聚焦于心理力量、成长及幸福"的理念影响,个体创伤后可能体验到的积极心理变化,即创伤后成长引起心理学界广泛关注,也是护理领域出现频率比较高的积极心理学名词。

一、创伤后成长(post-traumatic growth，PTG)内涵

创伤能促进成长的观点由来已久,如佛教和基督教等东西方文化中均含有"创伤后成长"元素,我国传统文化对苦难和磨砺予以积极赋意,如以"吃得苦上苦,方为人上人"的哲学思想激励人们应对人生挫折;以"磨砺中暗含契机"的福祸相依相互转化的观点启示人们积极赋意人生苦难。

创伤后成长的概念应包括 4 个方面:① 创伤事件必须具有一定震撼性;② 有与创伤事件进行抗争后体验到的积极心理变化;③ 至少在某些领域的功能超越其与创伤抗争前的水平;④ 成长常与痛苦共存。

二、创伤后成长的识别

研究表明,经历自然灾难、各类疾病等创伤的人们,在与创伤事件进行抗争的过程中,都在不同程度上表现出与成长相关的积极体验,此类体验可概括为"自我认知的转变、与他人关系的转变、人生哲学的转变"三个方面。

1. 自我认知的转变:如从自认是受害者到自认是幸存者的转变(心理干预者常从这个视角引导创伤者实现从聚焦于无助受害者到强大幸存者的转变);自我依赖感及自我效能感增强;对人的脆弱性的深刻认识等;有些人会报告生命中出现新的可能性,发展新兴趣,并走上新的人生之路。

2. 与他人关系的转变:幸存者自我披露及情绪表达的意愿更强,在应对创伤的过程中需要他人的大量情感支持或其他有形支持,因而更易与他人建立联接,很多创伤经历者会表述其家庭凝聚力增强,夫妻及亲戚朋友之间的情感联络更频繁;在与创伤事件抗争的过程中,人际间的守望相助常会使创伤经历者的同理心增强,利他意识

上升,更同情其他不幸遭遇者。

3. 人生哲学的转变:在自我反思与他人互动中对人生及人性的认识更加深刻,如重新排序人生中重要事情的优先序列(如花更多的时间陪伴孩子,而不是拼命赚钱,不愿为一些不重要的事情浪费时间),更加欣赏生活和珍惜生命,有些人会体验到与存在、灵性及宗教相关的事物。

临床实践中可通过与患者进行以下对话,了解经历疾病或创伤者是否体验到创伤后成长。① 虽然疾病带给我们很多痛苦,但在与疾病抗争过程中您是否也有所收获? ② 自生病以来,您是怎么一步步走过来的,有哪些资源帮助您战胜病魔? ③ 这次患病经历对您当下和未来有哪些影响?(对自我的影响及对关系的影响等)④ 如果碰到和你有类似遭遇的人,你会怎么帮助他?

创伤后成长理念提出者泰德斯基和卡尔霍恩 Tedeschi&Calhoun 开发了包含21 个条目的创伤后成长量表,并将其分为"人际关系、新可能性、个人力量、欣赏生活及灵性改变"5 个维度,其汉化版具有较好的信效度,可通过量表评估方式了解各类患者的创伤后成长情况。

三、创伤后成长发生历程与干预原则

创伤后成长并非快速达成,而是逐步发生的。从创伤至成长的心路历程,通常经历毁灭期、接受期到重建与整合期 3 个阶段,干预者需结合创伤经历者所处的不同心理阶段,采取相应的干预原则。

1. 毁灭期:创伤事件发生初期,灾难经历者关于世界的基本假定及信念等均面临挑战,会产生"我的世界,我的生活被毁"的感受,易深陷"事件是怎么发生的,为什么会发生在我身上"的思考。此阶段创伤经历者或表现为强烈的自我脆弱感,渴望他人关注,或表现为自我隔离,对他人劝慰和关怀表现出冷漠或拒绝。

此阶段干预者在工作中应遵循"感知识别"原则:即感知到干预对象的内心体验及需求,如常态化其灾后痛苦的情绪体验,以"我非常理解您此时的感受,每个人经历这种事都不可能平静对待"开始对话;"感知"其痛苦源于哪些方面,其如何评价自身遭遇;同时也应让干预对象"感知"到干预者发自内心、感同身受的关怀,及干预者已做好准备,随时愿意与其分担痛苦、促进其积极复原的意愿;"识别"干预对象有哪些应对的个人资源和环境资源。此阶段干预者应以倾听为主,并给予适时的共情。让干预对象引领干预的进程，不应强求与其交流，急于探讨意义及体验；待干预对象敞开心扉，是启动成长促进的时机。

2. 接受期： 此阶段创伤经历者基本的生理及心理安全已有所保障，心理上对灾难信息已有所消化。而其在与苦难的较量中渐渐找到支撑，接受既定事实。进入此阶段，创伤经历者常出现如下表述：“既然已经这样了，不接受也得接受。”或“为了……，我该怎样做。”此阶段部分创伤经历者在认知及行为层面均已做好与创伤抗争的准备，且对各种应对资源较敏感，该阶段是实施其成长促进的最好时机。

此阶段可遵循“参与及分享”原则；主动走近患者，倾听其内心体验。与其探讨创伤事件的影响和意义，强调“你不能改变创伤事件已发生的事实，但你怎么面对它是可以控制的”。关注干预对象叙事中的成长迹象，给予积极评价，并进一步与其探索其自身优势及可利用的环境资源。有研究证实，专业人士对伤者的肯定评价和鼓励，较之他人的安慰更有效。

3. 重建与整合期： 此阶段多数创伤经历者不再回避创伤相关话题，其创伤经历已逐渐整合至其个人叙事中，可作为成功应对的各种成长体验突显。

此阶段干预者遵循“学习与挑战”原则，可放下专家身份，以“学习者”姿态走进他们的故事，增强其自我效能感及成就感。如通过提问，“周围人都认为您在这段经历中表现得很坚强，我想听听您的故事”，以此开展与干预对象的对话。

挑战的目的，是将灾难创伤经历重构为挑战，将痛苦（至少部分地）重构为觉察和成长，将未来重构为机会，以促进个体对灾难经历的重构与整合。但干预者需明确“挑战”并不是告诉患者怎么做，而是帮助患者获得洞察力，让患者相信尽管生活已不可挽回地被改变了但并不是完全被改变，将来有可能获得更加美好的事物，如与其一起规划未来生活及寻找新的可能性等。

四、创伤后成长干预实践策略

在叙事中探索创伤经历的意义，有助于创伤经历者对创伤事件的消化与整合。但在叙事中需要关注以下 4 点。

1. 充分挖掘干预对象的个人资源，提升其对自身优势资源的感知： 有研究证实，具备内控型、开放性、责任感等人格特质者及既往有成功应对创伤经历者会呈现更好的成长。干预者可通过对既往经历的叙事，帮助干预对象发现自身具备的人格优势及经验资源,并迁移至对当下创伤的应对中,使其意识到他比自己想象中更有力量。

对能感知到资源的患者在干预实践中可因势利导,有效应用;对未能感知到资源的创伤者,也应相信其成长发生的可能性,辅以"成功案例"故事,增强其信心,以形成有利于成长的氛围。

2. 促进干预对象的认知加工和有效应对:以"痛苦中的意义搜寻"为特征的认知加工,是干预对象接受现实走向成长的关键期。实践中可通过"讨论灾难事件相关体验及影响、讨论与灾难抗争的历程及应对资源、未来会如何回看这段经历"等对话,鼓励干预对象探索灾难经历的意义,促进对灾难创伤的认知加工和有效应对。可鼓励不擅长语言表达者写下自身感受到的变化,灾难经历者会在这种自我探索中实现个人成长。

3. 营造有利于干预对象成长的人际氛围,提升其对环境资源的感知及满意度:实践者应尽力为干预对象创造有利于其成长的人际氛围,如在有限时间内多陪伴;组织干预对象间的相互交流。实践中可通过诸如"你不是一个人在受苦,有这么多人在支持你,与你同在"等话语,强化其对社会支持的感知和满意度。

五、助人者的角色定位

促进创伤后成长并不是"专业心理咨询人士"的职业特权,很多人有资格参与到促进创伤后成长的帮助关系中。但在实践中助人者需要注意以下几点。

(1)以"同理心"关注每位创伤经历者遭遇的不幸;以"耐心"等待其敞开心扉,分享其与痛苦抗争的故事;以"诚心"投入帮助患者成长的实践中。

(2)专注于倾听而不是解决问题,细心发现个体成长线索,激发他们的内在潜能,肯定他们与创伤抗争的勇气与进步。

(3)干预者以"向创伤个体学习"的态度与伤者交谈,局外人并不了解创伤个体在特定背景下的体验,有些人无需特别干预即体验到丰富的成长,他们不是专家却更胜专家。

(4)创伤后成长是个体自我发现的过程,助人者只是通过促进其觉察自身资源及某些成长迹象、营造有利于其成长的人际氛围等策略,推动其成长进程。

(王艳波)

参 考 文 献

1. Capaldi C, Passmore HA, Nisbet E, et al. Flourishing in nature: a review of the benefits of connecting with nature and its application as a wellbeing intervention[J]. International Journal of Wellbeing, 2015, 5(4): 1-16.

2. Davis DE, Choe E, Meyers J, et al. Thankful for the little things: a meta-analysis of gratitude interventions[J]. Journal of Counseling Psychology, 2016, 63(1): 20-31.

3. Erickson JI, Holm LJ, Chelminiak L, et al. Why not Nursing[J]. Nursing, 2005, 35(7): 46-49.

4. Fava, GA. Well-being therapy: current indications and emerging perspectives [J]. Psychotherapy and Psychosomatics, 2016, 85(3): 136-145.

5. Fredrickson BL. The broaden-and-build theory of positive emotions[J]. Philosophical Transactions of the Royal Society B: Biological Sciences, 2004, 359(1449): 1367-1378.

6. Hamann GA, Ivtzan I. 30 minutes in nature a day can increase mood, well-being, meaning in life and mindfulness: effects of a pilot programme[J]. Social Inquiry into Well-Being, 2016, 2(2): 34-46.

7. Hendriks T, Schotanus-Dijkstra M, Hassankhan A, et al. The efficacy of multi-component positive psychology interventions: a systematic review and meta-analysis of ranomized controlled trials[J]. J Happiness Stud, 2020, 21(1): 357-390.

8. Kern ML, Waters LE, Adler A, et al. A multidimensional approach to measuring well-being in students: Application of the PERMA framework[J]. The Journal of Positive Psychology, 2015, 10(3): 262-271.

9. Layous K, Nelson S, Kurtz, et al. What triggers prosocial effort? A positive feedback loop between positive activities, kindness, and well-being [J]. The Journal of Positive Psychology, 2017, 12(4): 385-398.

10. Martínez-Martí, ML, Avia MD, et al. Appreciation of beauty training: a webbased intervention[J]. The Journal of Positive Psychology, 2014, 9(6): 477-481.

11. Richardson G E. The metatheory of resilience and resiliency[J]. Journal of Clinical Psychology, 2002, 58(3): 307-321.

12. Ryff, CD. Happiness is everything, or is it? explorations on the meaning of psychological well-being[J]. Journal of Personality and Social Psychology, 1984, 57(6): 1069-1081.

13. Seligman ME, Rashid T, Parks AC. Positive psychotherapy[J]. Am Psychol, 2006, 61(8): 774-788.

14. Seligman MEP. Authentic happiness: using the new positive psychology to realize your

potential for lasting fulfillment[M]. New York：Free Press，2002.

15. Seligman ME, Csikszentmihalyi M. Positive psychology：an introduction[J]. In Flow and the foundations of positive psychology，2000，55(1)：5-14.

16. Seligman ME，Steen，TA，Park N，et al. Positive psychology progress：empirical validation of interventions[J]. American Psychologist，2005，60(5)：410-421.

17. Shankland R，Rosset E. Review of brief school-based positive psychological interventions：a taster for teachers and educators[J]. Educational Psychology Review，2017，29(2)：363-392.

18. Snyder CR. Hope theory：rainbows in the mind[J]. Psychological Inquiry，2002，13(4)：249-275.

19. Tedeschi RG，Calhoun LG. The posttraumatic growth inventory：measuring the positive legacy of trauma[J]. J Trauma Stress. 1996，9：455-472.

20. Walsh S，Cassidy M，Priebe S. The application of positive psychotherapy in mental health care：a systematic review[J]. Journal of Clinical Psychology，2017，73(6)：638-651.

21. Wellenzohn S，Proyer，René T，et al. Humor-based online positive psychology interventions：a randomized placebo-controlled long-term trial[J]. The Journal of Positive Psychology，2016，11(6)：584-594.

22. 大卫登伯勒.集体叙事实践：以叙事方式回应创伤[M].冰舒,译.北京：机械工业出版社,2015.

23. 段文杰,卜禾.积极心理干预是"新瓶装旧酒"吗？[J].心理科学进展,2018,26(10)：1831-1843.

24. 高正亮,童辉杰.积极情绪的作用：拓展-建构理论[J].中国健康心理学杂志,2010,18(2)：246-249.

25. 马丁·塞利格曼.真实的幸福[M].洪兰,译.沈阳：万卷出版公司,2010.

26. 阳志平,彭华军,等.积极心理学团体活动课操作指南[M].2 版.北京：机械工业出版社,2016.

27. 张平,张兰鸽,倪士光.在线积极心理干预策略及其应用研究(综述)[J].中国心理卫生杂志,2022,36(3)：224-229.

第九章

安宁疗护中的心理护理实践

安宁疗护在欧美等地区被称为"hospice care",在新加坡、中国台湾等地译为"慈怀疗护""善终服务""安宁疗护"等,中国大陆此前多译为"临终关怀"。2017年,原国家卫生计生委颁布的《安宁疗护实践指南(试行)》中确定,将临终关怀、舒缓医疗、姑息治疗等统称为"安宁疗护",并将安宁疗护实践定义为"以临终患者和家属为中心,以多学科协作模式进行,主要内容包括疼痛及其他症状控制,舒适照护,心理、精神及社会支持等"。护士作为安宁疗护多学科团队中不可或缺的一员,与患者及陪伴的家属接触最多,可通过与患者及其家属建立密切的信任关系,准确捕捉到他们的内心感受和情绪变化,及时做出相应干预,使他们在安宁疗护过程中感受到持续的关怀。本章节将侧重讲述护士在安宁疗护中如何通过心理支持及精神抚慰技术为患者提供人文关爱。

第一节 概 述

安宁疗护中的心理护理,旨在帮助终末期患者应对身体和情感的挑战,提供心理支持和安慰,减轻焦虑、恐惧和抑郁等不良情绪,增强患者的心理韧性和自我调适能力,同时关注陪伴患者的家属,为其提供情感支持和辅导,帮助他们应对丧亲的痛苦。

一、安宁疗护中对临终患者的心理社会评估

心理社会评估是安宁疗护实践中护士需具备的基本技能,具体评估内容可归纳

如下。

1. 患者当下情绪状态评估：包括焦虑、恐惧、抑郁、预感性悲哀等。可通过心理访谈或标准化量表，对患者心理感觉及精神症状进行主客观评估。

2. 心理需求评估：包括心理支持、信息需求、情感表达和决策参与等。通过与患者和家属的沟通和观察，了解他们的需求和期望，以便制订相应的心理护理计划和目标。

3. 自我意义感评估：了解患者对于生命意义、自我认同和遗产的关注和价值观。这有助于护理团队理解患者的个体化需求，并提供相应的心理支持，帮助他们在临终阶段找到内心的平静和满足。

4. 疾病感知评估：评估患者对其疾病和临终状态的认知和理解程度。了解患者对疾病进展和临终过程的期望和顾虑，可帮助护理团队提供相应的心理支持和教育，以促进患者的心理适应和应对能力。

5. 精神健康评估：评估患者的精神健康状况，包括精神疾病史、精神症状和精神药物使用情况等。考虑患者的精神健康问题，制订相应的心理护理干预措施，并与精神健康专业人员合作，为患者提供综合的心理护理支持。

6. 社会支持评估：评估患者的社会支持系统，包括家人、朋友和其他支持网络的存在和质量。了解社会支持的程度和稳定性，有助于护理团队提供相应的社交支持和心理支持，以减轻患者的孤独感和情感负担。

7. 文化和宗教评估：了解患者的文化背景和宗教信仰对其心理健康的影响。文化和宗教对个体的价值观、信仰和世界观具有重要影响，对安宁疗护中的心理护理至关重要。评估患者的文化和宗教需求，以便为患者提供符合其信仰和价值观的心理支持和心理干预，如祷告、心灵安慰和宗教仪式等。

二、安宁疗护中对临终患者的心理支持

心理支持又称支持性心理治疗，主要特点是供给支持，善用患者的潜在资源与能力，以较有效方式协助患者度过难关，去处理所面对的挫折或困境。常见心理支持技术包括：倾听、支持与鼓励、解释与建议、培养信心与希望等。心理学家库伯勒·罗斯(Kubler Ross)通过深入研究 400 多名临终患者，将大多数临终患者经历的心理活动变化分为 5 个阶段，临床实践中，护士要能识别出患者不同阶段的心理特征并给予

适宜的支持性心理干预,减轻患者的痛苦。

(一) 否认期患者的心理特征及心理支持

1. 心理特征: 多数患者得知自己患有绝症后,通常极力否认突然的"噩耗",不敢正视和接纳现实,不接受临近死亡的事实。怀着侥幸心理,四处求医,希望先前的诊断是误诊。听不进对病情的任何解释,同时也无法处理有关问题或做出任何决定。此阶段较短暂,可能持续数小时或几天,此时患者尚未准备好接受自己疾病的严重性。

2. 心理支持: 否认是患者最初的心理防御表现,或对患者有一定的保护作用。此时,护士应给予患者充分的心理缓冲时间,不宜去瓦解患者否认的防卫机制,不强求患者面对现实。引导家人顺应患者的内心需求,使患者获得心理上的安宁。同时,根据患者对病情的认知程度,耐心倾听患者诉说,使之消除被遗弃感,缓解其心灵伤痛。

(二) 愤怒期患者的心理特征与心理支持

1. 心理特征: 此期患者在自身疾病的坏消息被确认、证实,死亡的事实无法否定时,常表现为悲愤。患者往往怨天尤人,抱怨命运不公,易迁怒于医护人员及家属,加之疾病所致不适,出现以自我为中心,情绪变化大,行为反应强烈,甚至出现骂人、砸东西等攻击性行为、不配合或抗拒医护的救助行为,如拔掉针头或导管,以发泄其愤懑及内心的痛苦。

2. 心理支持: 应对愤怒期的患者,临床护士常感受到巨大压力。护士应充分理解患者愤怒表层情绪下内心的恐惧及绝望,不卷入过度的情感,亦不承接患者的愤怒情绪,耐心地陪伴患者,给予患者宣泄内心负性情绪的时间和空间。此期,主要保护患者的自尊,尽力满足患者的心理需求。

(三) 妥协期患者的心理特征与心理支持

1. 心理特征: 患者"愤怒"之后,虽不能恢复到原来的较稳定情绪状态,却开始适应和接受痛苦的现实。但其求生欲望不减,想方设法与疾病抗争,希望延长生命和减轻痛苦。此时患者积极配合,尽力执行医嘱,渴望出现医学奇迹,使疾病获得好的转归。患者同时希望得到医护人员和家属更精心的关心照顾,获得暂时的身体舒适。

2. 心理支持：处于此阶段的患者，试图用合作、友好的态度推迟其死亡期限，尽力回避其死亡结局。此时，护士可选择适当时机与患者讨论生命观念、生命意义等问题，了解患者对生死的态度和当前想法，适时地安慰患者，尽力满足患者未得到满足的需求，创造条件让患者舒适地度过生命的最后时光。

（四）抑郁期患者的心理特征与心理干预

1. 心理特征：此期患者虽积极配合治疗，但疗效仍不能令其满意。身体某些功能的减弱或丧失未得到控制，病情恶化，躯体日渐衰弱。患者开始意识到死亡将至，生的欲望不再强烈。疾病所致折磨、频繁痛苦的检查和治疗、经济负担越来越重等，使患者感到悲伤、沮丧、绝望，并导致抑郁。处于抑郁心境的临终患者，有的冷漠，已不关心周围的事情，少言或无语；有的陷入深深的悲哀，哭泣；有的急于安排后事，留下遗嘱。但此时患者仍害怕孤独，希望得到家人及更多人的同情和安抚。

2. 心理支持：评估患者的抑郁程度，允许患者表达悲哀情绪，鼓励家属的探望和陪伴，使患者有更多时间和亲人在一起，尽量帮助患者完成他们未竟的事宜，顺利度过抑郁期，防止自伤和自杀的发生。

（五）接受期患者的心理特征与心理支持

1. 心理特征：若此时临终患者得到了适宜的帮助，重要的事情已安排妥当，他将进入新的心理阶段，"漫长旅行前的最后休息"，接纳死亡，等待与亲人的最终道别。患者表现为安宁、平静和理智地面对即将发生的死亡事实。漠视、超脱一切身外之事，平静地等待着生命的终结。

2. 心理支持：鉴于接受期的患者能理性地应对即将到来的死亡，对自己身后之事也能理性地安排。此时，护士应尊重患者的选择，鼓励家属陪伴患者，不过多打扰患者，为患者提供舒适护理以保证其临终前的生存质量。

上述 5 个心理反应阶段，出现顺序因人而异，医护人员可结合临床实际情况而定。

三、临终患者家属的心理支持

当患者被宣布处于濒危状态时，患者自己有时还未意识到自己生命即将结束，而最早了解这个现实的往往是患者家属。诚如库伯勒·罗斯所说:"家属往往比患者本身更难接受死亡的事实"。此时家属一方面要一如既往地照顾患者,另一方面要承受即将失去亲人的精神打击,如不能有效应对,往往导致其身心健康受损。护士需要主动与家属沟通,了解家属需求,如陪伴和倾听家属故事,帮助家属达成患者与家属本人的心愿,以减轻其焦虑不安、歉疚无奈、哀伤恐惧等情绪。

(一) 临终患者家属的心理状态

有研究表明,临终患者家属的心理状态可归纳为如下几方面。

1. 不确定感:部分癌症患者在终末期时已丧失表达能力,治疗决策大都由其直系亲属进行。在做出送亲人进入安宁疗护机构的决策时,患者家属常面临极大心理冲突及不确定感。有签署安宁疗护知情同意书的家属表示:"我不知道我这样做是不是对的,每天看她这样疼,我恨不得这些痛苦都加在我身上,可是当她状态好一点时,我就想是不是还要试试其他更好的药、更先进的治疗方法。"

一位患者家属表达:"两年前我父亲因为癌症去世,那时我签署了放弃无意义抢救的同意书,后来的大半年一到晚上就睡不着,我都要问自己,这是最好的选择吗(一直擦眼泪)?虽然当时医生、护士都比较支持我的决定,但我就想要是父亲能托梦告诉我怎么做决定该多好,现在我母亲又是这样,我不知道,不知道(哭出了声)······"

2. 需要情感支持:家族观念是我国传统文化的重要传承。在患者的整个治疗过程中,亲朋好友之间的相互安慰与支持对临终患者的直系亲属至关重要。如有患者女儿表示:"我是家里的独生子女,父亲年纪也大了,想哭也不敢在父母面前哭,虽然老公也会安慰我、帮助我,但说多了他也不耐烦,我觉得没有人真正地懂我(默默擦眼泪)。"

亲缘及友缘关系较薄弱的患者家属往往无法应对患者,特别是处于愤怒期的患者,如有家属表示:"自从她生病以来,性格变化特别大,动不动就发脾气、摔东西,久而久之,有时我真的觉得不耐烦,可是我又去哪里发泄呢(叹气一声),得忍着,还要给她积极的正能量。"

3. 担忧未来:照顾者在为患者考虑的同时,还要顾及其他家庭成员的感受,往往身心俱疲。如有患者女儿表示:"我最担心的就是我父亲,自从我母亲生病以来,他变化特别大,以前他从来不买保健品,有一次不知道从哪买了 8 000 多元的保健品,天天督促我妈妈吃,现在他也不怎么跟我们说心里话,我妈妈要是走了,我真怕他也垮掉了。"

很多癌症患者经过前期不断的放化疗,已花费大量人力、物力、财力,经济负担较重,对未来生活充满担忧。如有患者配偶表示:"我们存的养老钱也花得不剩多少了,隔壁那床的患者前两天走了,家里就剩我老头子一个人,想到我以后要一个人生活,心里很不是滋味"。

（二）临终患者家属的心理干预

1.协助家属应对病情告知的困境:在我国,多数家属认为告知患者为疾病末期等于宣判死刑,此时是否告诉患者其真实的病情,如何告知其病情,可给患者亲属造成很大心理负担。临床上有不少家属因临终前没有告知患者实情,导致没能好好地和患者告别,以致长久的心理创伤。

2. 提供信息支持:恐慌、无助是临终患者家属最常见的心理反应,当人们对一个事物不了解时,最容易出现恐慌与无助感。癌症是什么、怎么治、能不能治愈,当人们对疾病的知识了解得越多,内心的恐慌感就会有所降低。医护人员应向家属提供关于丧亲过程、痛苦反应和应对策略等详细信息,帮助他们预期和理解可能出现的情绪和挑战,以减轻他们的焦虑和不确定感。

3. 提供情感支持:包括给予患者家属倾听、关注、安慰、鼓励等情感上的关怀。如倾听患者家属表达他们内心的感受和想法,鼓励和赞赏他们给予亲人的无微不至的关怀。有时,不用说什么,护士的在场陪伴也能传递情感支持。以下案例来自某医院肿瘤科护士小郑的故事。

"前段时间一个 80 多岁的尿毒症晚期患者自动放弃治疗了,准备回家。整个中午我没有休息,一直陪着他和他的妻子,等 120 救护车的到达,我把他们送上车。我就觉得,对他们来讲,这是很悲痛、很伤心的时刻,不得不放弃,随之而来的将是生离死别。我觉得我的在场,我在旁边的一些陪伴,可能会让他们在孤独无助的时候感受到一些支持。"

4. 促进患者与家属间的情感表达:给予家属充分的时间和空间,倾听他们的倾诉,允许他们表达悲伤和恐惧。表达共情和理解,让他们感受到情感上的支持和关怀。做患者及家属之间沟通的协调人,促进患者及其照顾者的彼此理解。如某肿瘤科护士在中秋节时,组织了一次"情满中秋共叙亲情"的团体叙事,这一活动很好地促进了患者及亲属照顾者的情感表达。

"我们邀请了三对夫妻,请他们谈谈自家庭成员生病以来,与疾病抗争的历程,真的就是看到了不一样的生命故事。他们都很愿意来参加,或许有些夫妻不太善于相互表达。在此次活动中,干预者特别安排了一些环节,让他们相互表达对彼此的感谢、感恩,感恩对方为自己付出的一切,可能平时有些话没法表达,或不善于开口表述,但在这个场合,他们能说出心里话,就可看到他们那些发自内心的感动。"

这对临终患者家庭是一种滋养,照顾者的辛苦付出被患者看到,对患者其实也是一种鼓励,他们会更加感觉到来自家庭的温暖和支持。"

5. 做好丧亲者的哀伤辅导：面对终末期患者即将逝去,亲人极其悲伤和痛苦。家属是患者的生活依靠和精神支柱,大多数终末期患者希望有家属陪伴,度过生命最后行程。护士可在家属陪伴期间,创造时间和空间,聆听家属的述说,鼓励和引导其宣泄情感。当患者过世时,周围的人不要阻止其亲属表达思念、悲伤或痛哭,因为表达悲伤,有助于亲属释放那些积压已久的情感重负,有利于家属从丧亲的痛苦中走出来。

部分家属在居丧期内,或难以接受丧亲的现实,或不能承受丧亲的痛苦,抑或无法适应丧亲后的环境改变,而出现抑郁、愤怒、过度悲伤等情绪及自毁行为。必要时护士可提供丧亲支持组织和专业心理咨询的信息,引导丧亲者寻求额外的支持和帮助。帮助他们了解可获得的资源和服务,以满足他们的特定需求,在具有相同经历的群体中得到互助和支持,可助其应对丧亲的痛苦。

第二节　安宁疗护中的特色心理干预技术

很多心理干预技术可用于安宁疗护实践,如前文所述认知行为干预、叙事护理、积极心理干预等。由于篇幅限制,在此仅介绍几种具有安宁疗护专科特色的心理干预技术。

一、四道人生

（一）四道人生内涵

台湾"安宁疗护之母"、台湾成功大学赵可式教授提出"四道人生"的精神抚慰技术和理念，即引导临终患者和家属彼此"道爱、道谢、道歉、道别"，换一句话说，就是"我爱你、谢谢、对不起、再见"，看似简单的言语，却是患者与家属送给彼此最珍贵的礼物。

1. 道爱：表达真挚的关爱与祝福。如述说"我爱你，我爱你们，有你在我的生命里真好，你给我带来了很多的欢乐与希望、爱、鼓励与支持，我的生命因你而丰富，你在我的生命里很重要，你的爱与帮助使我成为今天的我，我爱你，我舍不得你"。

2. 道谢：说出生命中想感谢的人或事物。如可表述为"谢谢我的亲人、周围的人、在生命里跟我相遇的人、不管你给我带来怎样的经验，每份经验都丰富了我的生命。我要真诚地谢谢你！感谢生命中有你，使我的生命多了一份色彩。谢谢你为我付出的一切爱，在人生路上给我的支持与鼓励"。

3. 道歉：请求宽恕或原谅对方以释放愧疚和放下恩怨。有研究显示，道歉的对象多是自己的亲人，是四个问题里面最困难的，表达者往往深思很久，然后才会表达，如某女患者说："我想向我的小孩说抱歉，因为我和先生早年在打拼时，太忙了，都没时间照顾他们。"

4. 道别：真诚地道别，感恩对方出现在自己的生命里。表达"我快要走了，但是你还在世上，我不能帮助你了，我要先走一步，你要珍重，继续你的人生路，我们在天堂里再见。或者，你先走一步，有一天，我们天堂里再见，祝福你一路走好"。

（二）四道人生实践中的注意事项

1. 应选择患者还可以沟通的时间做四道人生，而不要等到生命终结的最后时刻才进行。 四道人生有时可以和叙事及生命回顾法一起应用。

2. 四道人生，需要由有经验的护士引导。 四道人生的道理很容易理解，但重要的是能够做到。在我们的文化中能做到四道人生其实并不容易，如一位患者家属自述："我听了四道人生后，想鼓足勇气回家跟 80 多岁老母亲说：'妈，我爱您，您放心，您走的时候我会陪在您身边，我会办好所有您惦记的身后事，您不用担心！'我攒了一星期的勇气,回家后这话变成了妈,您平常一定要挑您最好看的衣服穿,最贵的衣服穿;想吃什么就吃什么,不然等到以后没机会了。'"

护士需要引导患者和家属,进行"四道人生"仪式,使患者与家属间的牵挂能有着落,能放下怨气,能化解隔阂,能体现价值,患者的心愿能被承接,从而使患者能平静安详地走完人生最后的旅程,且家属不留遗憾。

3. 道歉是最困难的一件事,可选择多种形式表达歉意。道歉是件非常困难的事,尤其是在面对至亲之人的时候。当你觉得患者与家属间难以用口头语言表达时,可建议其通过写信、画画等方式,更委婉地传递自己对对方的歉意。

二、安心茶话屋

安心茶话屋又称安心卡,是 2014 年美华慈心关怀联盟(Chinese American Coalition for Compassionate Care, CACCC)在美国提出的一种可边喝茶、边谈生死议题的事前医疗计划活动,让患者的家属、安宁疗护团队成员相互沟通,了解患者生命末期的意愿,也可让参与者有机会反思生命的意义。

1. 实施环境: 选择单独的房间,颜色温馨、安全,备有水和纸巾,座椅围成一圈,营造轻松、平等的活动氛围。

2. 时间: 选取不影响患者治疗和休息的时间,保证患者在安心茶话屋开展活动期间的时间和精力充足,时长根据患者耐受情况调整。

3. 出席人: 主要人员是患者 6~8 位、主持人 1 名,引导人 2~3 名。主持人资质:接受过安宁疗护的相关培训和美华慈心关怀联盟的安心茶话屋培训,并通过考核。引导人资质:经过安宁疗护系统知识培训并考核通过,且有安心茶话会的体验。其他参与者包括患者的家属、朋友、安宁疗护团队成员。

4. 用物: 安心卡、活动反馈表、点心和茶水。安心卡共计 54 张。其中,黑桃代表身体需求,红心代表心灵需求,梅花代表人际需求,方块代表财务需求,另 2 张王牌代表愿望卡。

5. 流程: ① 主持人做自我介绍并介绍 3 名引导人,取得参与者的信任,为参与者创造一个安心、放松的氛围。② 介绍安心卡及安心茶话屋的基本规则。③ 患者每人一副安心卡,从 4 种花式牌中,各抽出 3 张(共 12 张)自己认为重要的牌,也可用小王牌代替没有提到的议题。④ 患者每人从 12 张牌中挑选出最重要的 3 张,并排序。

⑤ 主持人开始逐一邀请参与者分享所选愿望卡内容及原因,当参与者说完,引导人和其他人员可以发言,但不对参与者的观点做任何评判,只给予情感支持。⑥ 分享结束后,邀请参与者自由谈论参加此次活动的感受。⑦ 由引导人带领参与者做5～10分钟的冥想静心练习。⑧ 活动结束后进行感恩及答谢,并承诺对隐私保密,填写"活动反馈表"。"活动反馈表"由美华慈心关怀联盟设计,包括基本信息(姓名、性别、学历、年龄、宗教),重要的3个愿望,以及安心茶话屋的效果评价,涉及对死亡话题的认可度、安心茶话屋的推广性和医疗护理事前指示等。

三、尊严疗法(dignity therapy)

尊严疗法由加拿大教授乔奇诺夫(Chochinov)等于2011年提出,旨在缓解临终患者心理负担,提高疾病晚期患者的自我价值感,增强其尊严感。尊严疗法是一种以实证为基础、便于实施的个体化心理干预,由经过专业培训的医护人员围绕访谈提纲,引导疾病终末期患者讲述其重要人生经历,并把访谈录音转换为叙事文本供患者及家属保存和传承,旨在为患者提供分享内心感受和情感经历的机会,重拾生命的价值和意义,缓解心理痛苦和精神困扰,有尊严地度过人生的最后时光,并将所得所感分享给所爱之人,用于缓解家属丧亲之痛并给予慰藉,患者的个人价值也可超越其死亡而持续存在于至亲家人中。

1. 开场语:向患者介绍尊严疗法一般采用非正式交谈形式,内容包括:会面的目的、什么是尊严疗法、可能的益处、尊严疗法如何实施、需要的时间、患者需要做什么以及治疗师能帮患者做什么。典型的尊严疗法开场语如下。

"某女士/先生,您好!听说您对尊严疗法感兴趣,我特地过来跟您介绍一些详细信息,并解答您的疑问。尊严疗法是一种专门为受到严重疾病困扰的患者设计的谈话疗法。有研究表明,尊严疗法可帮助人们提升尊严感和生命意义感,进而提高生活质量。尊严疗法对患者家属也大有帮助,通常只需要1～2次访谈录音,总共1～1.5小时,具体时间长短取决于您想说多少内容。您可借此机会分享您认为重要的事情或您想说的话。我们会把您说的话录音后转化为文本文档并编辑,在请您确认文档的内容后,我们再将文档打印出来给您,您可以保留并与所爱之人分享该文档。"

2. 提供尊严疗法的问题提纲:给患者一份关于尊严疗法的问题提纲,可给患者提供更清晰的干预内容描述,使得干预流程明朗化。问题提纲举例如下。

（1）重要回忆：回忆以前的经历，哪部分经历让您记忆最深刻？您觉得什么时候最充实？

（2）关于自我：有哪些关于您自己的事情是您想让家人知道或记住的？

（3）人生角色：您人生中承担过哪些重要角色（如家庭、职业或社会角色）？为什么这些角色是重要的？在这些角色中，您都做了什么？

（4）个人成就：您一生中做过哪些重要的事情？最令您自豪的是什么？

（5）特定事情：您还有什么特定的事情想告诉您的家人和朋友吗？

（6）期望梦想：您对您的家人和朋友有什么期望或梦想吗？

（7）经验之谈：您有哪些人生经验想告诉别人吗？您有什么忠告想转告您的子女、配偶、父母或其他您关心的人吗？

（8）人生建议：您有什么重要的话或教导想要传达给家人，以便他们以后更好地生活？

（9）其他事情：还有什么其他的事情您想记录在这份文档里吗？

3. 实施尊严疗法：尊严疗法访谈是一个由有经验的干预者引导，以尊严疗法问题提纲为框架的访谈过程。疗法的完成情况取决于患者的身体状况和精力，一般需要 1～2 次访谈，每次不超过 1 小时。如需两次访谈，两次访谈间隔时间不宜超过 3 天。尊严疗法干预者的资格不受专业限制，可以是医生、护士、社工或者心理咨询师，但均需受过专业的尊严疗法培训。干预者主要角色概括如下。

（1）尊重患者尊严：干预者应使患者在治疗过程中感受到被尊重和重视，并传达对患者话语、思想和情感的尊重，让患者感觉到他们是谁和他们是重要的。这种富于同理心的精神上的支持和关怀是尊严疗法成功的基础。

（2）高度参与、积极倾听：干预者在治疗过程中需要高度参与、积极倾听，留心患者的回应，并预测可能出现的问题。适时引导，同时让患者能独立推进尊严疗法甚至重新定向。

（3）引导访谈过程、掌握结构平衡：疾病终末期患者一般没有足够的精力和主观能动性完好地组织自己的回答，干预者需要把握开放式问题（问题提纲）和细节性问题（探索细节信息的提问）的平衡。一般来说，越虚弱的患者，需要越多的细节性提问。治疗师需要掌握访谈节奏和时间安排，以确保治疗提纲内的问题都能有时间被谈及。

（4）依循患者情感引导治疗：依循患者情感经历有助于干预者决定尊严疗法涉及的内容，包括允许患者回避不想谈论的事情和协助他们谈论想要分享的故事。

例如：在一位老年男士的尊严治疗中，他对早年经历没有谈及多少，也没有表现出谈论的兴趣。但当问到还想谈什么时，他说了很多关于离婚和早期家庭解散的婚姻问题。他表示要用这份文档跟他前妻道歉，并向他们的两个成年孩子做解释。对此，干预者应尊重患者的选择。

（5）处理不同类型的个案：在尊严疗法中，患者会讲述不同类型的人生故事，包括"美好""悲伤"和"丑陋"故事，很少有纯粹美好或悲伤的人生。干预者只要依循患者的情感，引导访谈过程即可。最难处理的是可能伤害到传承文档接收人的故事。此时，治疗师需要在治疗过程中消除这种潜在的危害。

例如：M女士和儿子之间的矛盾很深，当治疗师问到她想对儿子说什么时，她说："他就是个白吃白喝的流浪汉。"此时，治疗师提醒她："如果这是您对儿子说的最后的话，您确定这是您想留给他的话吗？或者有什么其他的话您想让他记住？"患者听后哭泣着说她想让儿子知道自己有多爱他，希望能再次抱着他，并告诉他去找份工作。

（6）澄清细节：澄清模糊信息和获取细节信息。患者一般并没有足够精力和脑力主动回忆细节信息，因此干预者应保证获取足够的细节。这些细节包括涉及的人物名字、某个事件的发生时间、地点或当时患者的年龄以及对概括性语句的细节描述等。

4. 传承文档： 尊严疗法的第二部分是传承文档的创建，即把录音文件转录为文本文档。转录所需时间一般是录音时间的 2～3 倍。录音转录为文本文档后，应在 1～3 天内完成文档的初次编辑。初次编辑的文稿需同患者进行核对，并按照患者的建议在 1～2 天内完成对文档的再次修订和定稿。录音文档编辑应遵循以下原则。

（1）时效性：尽快完成录音转录至关重要。转录员需在 3 天内完成工作。这也向患者传递信息：您所说的话是重要的，及时、准确地记录这些话是同等的重要。

（2）保密性：尊严疗法的转录文档包含详细的个人信息，转录员必须保护患者的隐私，并遵守所有相关的制度法规、职业规范和个人健康信息立法规范。通过电子邮件、移动硬盘等传递录音或转录文档时需谨慎并采取安全措施，如加密处理等。

（3）准确性：虽然严格地逐字转录并不是必须的要求，但毕竟文档将被大量编辑和重组，要尽可能准确地将录音记录在文档上。

5. 尊严疗法的注意事项

（1）干预实施者向患者介绍尊严疗法时用语需谨慎，绝对不能假设患者已了解其疾病预后。介绍尊严疗法时避免直接使用"终末期、临死、死亡及濒死"等刺激性词语。

（2）干预者在干预实施过程中需要高度参与，做一个积极的聆听者。

（3）将文档按照患者意愿进行设计和命名，并提供给患者最终的打印版传承文档。患者可将其交给所爱之人或任何他们选定的文档接收人。

四、生命回顾法

（一）生命回顾法简介

生命回顾（life review，LR）是一种通过回顾、评价及重整一生的经历，使人生历程中一些未被解决的矛盾得以剖析、重整，从而发现新的生命意义的心理、精神干预措施，于 1963 年由美国学者巴特勒（Butler）提出。

结构化生命回顾干预框架，通常分为童年期、青年期、成年期及总结 4 个模块，通过 6 次访谈（通常为 1 次/周，1 小时/次）完成，具体设置为童年期与青年期模块各访谈一次，成年期与总结模块各访谈 2 次，并强调在服务过程中与服务对象一同进行总结，以帮助其正确评价人生事件，从而更好地达到人生回顾的干预目标。生命回顾可通过个案或小组的形式进行，以访谈的方式为主，有时也可纳入图片、音乐、视频等其他资料。

（二）适用对象与功能

生命回顾疗法服务对象包括一般老年人、抑郁症老人、临终老人、癌症患者等。生命回顾通常有 4 种功能：即重整秩序、发现或重新诠释意义、释放冲突或不满及放下。生命回顾法常应用于安宁疗护中，通过对人生经历的回顾可对患者家庭、社会、精神等各个层面的需求进行评估、提供服务，以提升患者的生命质量，达到善终；另一方面，生命回顾法也是对患者家属的支持服务，提高家属的生命质量，即善生。以下着重介绍对接受安宁疗护的临终患者进行生命回顾干预的实施过程。

（三）具体实施过程

1. 关系互动阶段：重点是建立信任关系。干预实施前，需了解患者的个人信息，同时注意观察患者及其家属平时的生活习惯、互动模式，为找到合适的时机、切入点做准备。接触患者时用同理心及倾听方法等技巧与患者建立相互信任的良好护患关系，了解患者参与生命回顾的愿望，当患者自然地愿意倾诉其内心的想法时，再开展更深层次的沟通。

2. 生命回顾阶段：引导患者进入生命回顾，按照人生的时间线可分为"童年期""青少年期""成年期""总结"4个阶段。各阶段开始时先由患者进行无限制的自由叙述，再由干预者进行深入访谈，探索相关事件并对此阶段事件进行整合重构。回顾重点对与其家庭成员及朋辈群体等密切联系网络中相关事件进行冲突与遗憾的检验，对事件与人物赋予新的评价并重新整合，使服务对象与过去、与他人、与自己达成和解。其次构建适宜服务对象当下的沟通模式，使其继续处于良好的社会网络中，维持与强化自身社会支持系统与社会功能，从而获得更坚实的能量。此阶段可从以下几方面帮助患者。

（1）转换生命价值观：协助患者对生命价值进行理性思考，帮助患者重新探索自己面对世界的态度。

（2）处理未了事务，完成最后心愿：如告知死亡情境时希望家属如何做；对身后事的安排；与患者家人表达患者的愿望，请家人与患者交流沟通，向患者承诺完成其生前愿望。

（3）重新构建人际关系：协助患者重新构建与亲人、朋友乃至整个社会的关系，通过引导患者及家属之间进行"道爱、道谢、道歉、道别"。

3. 回缩阶段：将生命经历中重构的部分梳理概括，以新的心态展望未来。当患者心情释然，这时从过去回到现实，陪伴患者，聚焦"回归现实，思考未来"的主题，引导患者的正性情绪。护士在实施精神抚慰过程中，对终末期患者及家属均应实施死亡教育，使患者及其家属能正确认识死亡、接受死亡，消除对死亡的恐惧。教育家属接受死亡，同时学会尽快从悲痛中解脱出来，让"死者安息，生者安心"。

4. 结束阶段：护士为患者提供精神抚慰若取得很好的成效，可帮助患者与更高的生命意义和价值联结。如患者的非理性认知有所改变，生理不适有所改善，消极情绪有所缓解；患者的情感需求得到满足，沟通欲望更强烈，生活态度更积极；患者的积极自我认知逐渐重建，自我价值与生活意义亦被挖掘。

（四）注意事项

（1）在人生回顾过程中，有些主题，如死亡等，可能引起患者的负性情绪，应根据其反应及回顾经历，贴合患者的需求，选择合适时机讨论。

（2）在生命回顾访谈中，应灵活运用生命回顾引导性访谈提纲，无需严格按照阶段顺序逐一提问每个引导性问题，要根据患者故事展开，贴合患者的故事叙说，保护访谈的连贯性。允许患者跨越阶段讲述，但讲完后应回到当前访谈模块。要保证人生回顾干预应涉及患者对整个人生经历的回忆、评价和不同阶段生命故事的整合。

（3）考虑到临终阶段患者的身体状况，可灵活设置每次干预时间，以患者身体状况、个人意愿、会谈目标达成为准。

第三节　临终患者心理护理实践案例

一、愤怒期患者的心理护理

处于愤怒期的患者往往表现出较强的攻击性，不配合治疗及护理，阻碍临床工作的顺利开展。应对处于愤怒期的临终患者，对临床护士是极大的挑战。下面的案例可为临床护士如何应对愤怒期的临终患者提供借鉴。

小李是某家医院消化科的护士，也是其所在医院的人文护理联络员，接受过叙事护理及巴林特小组等心理护理技能的训练。她分享了自己应对处于愤怒期的临终患者的故事。

案例1

患者原本是一位特别爱美的阿姨，她知道自己患胰腺癌后，性格就大变，总是喜欢骂人，拒绝治疗，拒绝护理，态度特别不好。

我每天给她做口腔护理，她都会很生气，说："不要你搞，你走开，我不想看到你。"天天这样，但是我每天进去就跟没有什么事情一样，跟她打招呼说，哎，阿姨早上好呀，让我检查一下你的口腔，我看看就走。后来，就大概每天都是这么跟她打招呼，每天对着她微笑，大约一个礼拜之后，她就开始配合我了。

她就说："我有一个问题，为什么我天天骂你，你还总是来找我，还是对着我笑呢？"我不记得我怎么回答她的，但从那以后，她就特别配合我的工作。

后来我有一次休7天的年假，我再回去时她就拉着我的手说："你去哪里了？我可想你了，我天天想看到你。"那时我心里觉得还挺有成就感的。

我觉得患者很不容易。她家里条件挺好，养尊处优地生活了这么多年，突然就晴天霹雳，病情进展很快，两三个月就到疾病终末期，她自己也不甘心。她又是一个很爱美的人，瘦得没了样子。我们护士应该做的就是让她高质量地度过最后一段日子，尽己所能地帮助她，提高她的临终生活质量，包括注意帮助她维护良好形象。

她虽然天天骂我、拒绝我，我觉得我们要有一种好的心态。她没有错。她也不知道骂的是你，她只是不开心，我们要有自己的职业状态，不能被她牵着鼻子走。我坚持下来，发现有意想不到的效果，就是患者的后半段日子质量还可以，她对我个人和科室都很认可，我觉得很开心。

本案例中，护士小李了解患者在知道诊断后，愤怒是应激性事件激起的情绪反应，而不是针对某个人。因而在互动中，面对患者充满张力的愤怒，没有将个人情绪卷入其中，而是设身处地地理解患者行为背后深层的情绪——恐惧及绝望，以耐心感化了患者武装起来的虚假、强悍的外壳。

案例 2

这是一位肝癌患者，脾气特别大，医护人员还没有进他的房间，他就已经开始骂人了，不仅骂医护人员，连亲爸亲妈都打都骂，同病房的人都很怕他，没人愿意跟他在一个病房。以下是护士小李对这位肝癌患者实施干预的陈述。

有一次，他和护士长表达想找人聊聊，护士长就和我说了这个事。我还是做了很多的心理建设，我真的怕他打我，然后我先自我介绍，并询问他："有什么可以帮助到你。"

第一次没讲那么多。我特意要护士长排我上他那一组的班，我就可以连续和他接触，在他那边刷个脸熟。他是高级知识分子，总工程师。他生命中有很多辉煌的时刻，负责过很多国外的项目，去过几十个国家。所以他对自己、对父母、对我们要求都特别高。我压力特别大，我做这个案例花了一个多月时间。

刚开始就是他不找我聊，我也不找他聊，就是每天负责他的治疗，刷个脸熟。我打针的技术还可以，他说我们科就我打得不疼，我说我们科护士技术都还可以，就跟他开开玩笑，慢慢地就熟了。

一周后的一天，他询问我："听说你轮转过ICU?"他内心想去ICU，因为他时间也不多了，但他心存希望，想了解一下。我从他的眼神看出来，其实他对生命还是有向往的，不想死。聊了这一次之后，我们的关系就缓和一些。我晚夜班，没那么忙时，正好他也睡不好，我就会跟他聊一聊，他特别喜欢跟我聊，聊他成长的经历、婚姻、家庭、他的女儿。

第三周，我就开始往深一点聊，问他："你怎么看待你这个疾病?"很多肝癌患者都不敢正视这个问题，但他很坦然。我邀请他用一个词来形容他当下的状态，以及他如何看待生病这件事情。他说："我就想跟我的疾病做好朋友，我想与病和谐相处，让它善待我。"我问他："你觉得你可以做些什么，让疾病和你和平相处?"他说："我首先要接纳病的存在，接纳它在我的身体里。"

第四周，我想试着触碰一下"雷点"——他的父母。因为他对他父母态度太差了，他爸妈虽然离婚了，但因为他生病，每天一个上半夜，一个下半夜陪伴，不停地给他捏脚按摩，可他还对他们大吼大叫。我提了一个问题，问他："你对未来有什么打算?"他说："你怎么让我回答这个问题呢?"我把问题具体化："就是对你的父母、孩子、爱人未来的打算呀?"讲到这个问题，他就哭了。他表达了对父母复杂矛盾的情感，内心充满了对父母的愧疚及对父母余生养老的担忧。他父亲躲在病房外面听后很激动，冲进来对我说："你这个护士和我见过的所有护士都不一样，你考虑的问题，你的态度和素养是我见过的护士里面最好的。"

后来又聊到他的孩子。他说的一段话，让我很感动，他说："孩子是我活下去的希望，我跟女儿讲，爸爸走了之后会变成巴基斯坦那里最亮的一颗星星，她喜欢巴基斯坦那个国家。让女儿想我时就看着那个方向。最亮的星星就是我。让她不要怕未来，爸爸会在天上保护她。"后来他讲着、讲着就睡着了。

护士小李处理愤怒患者的感悟是"对那些处于愤怒的患者,要勇敢地踏出第一步,他们表面看起来强势凶横,其实内心还是有柔软的一部分,还是需要关注、愿意听劝的。我们可以为他们做一些事情,提高他的生存质量,让患者走好最后一程"。

护士小李能对患者完成干预,主要取决于以下5点:① 前期的心理建设,包括个人准备、排班设置;② 注重关系的建立,通过增加曝光率,刷脸熟,利用班上空闲时间与患者接触;③ 耐心等待合作契机,随着关系的缓和,深入沟通话题;④ 促进患者表达内心脆弱的情绪及未竟事宜;⑤ 患者临终时,帮助家属与患者告别,让患者能安然离世。

二、生命回顾法在安宁疗护中的应用

(一) 案例信息

患者,女,41岁,于2021年12月确诊"食管贲门癌",多发转移,无手术指征,先后在某医院肿瘤科接受6周期化疗联合免疫治疗,因出现免疫性肾炎暂停治疗。半年后,因"食管贲门癌1年余,头晕1周"收入院,诊断为食管贲门连接处癌($T_xN_xM_1$,IV期)脑转移。神志清楚,精神差,轮椅推入病房。

心理评估:心理痛苦评分7分,与疼痛、恐惧、进食及疲乏有关;医院焦虑抑郁量表(HADS)焦虑评分12分,抑郁评分10分,呈中度焦虑,预期生存期2.5分。

社会评估:大专学历,信奉佛教,无业,全职太太,育有一子,对儿子关注过多,儿子高考成绩不理想,对此心怀内疚。丈夫工作繁忙,陪伴较少,因宗教信仰问题与丈夫有隔阂,家庭经济情况良好,对疾病知晓。生病后主要照顾者为母亲,与表弟及两个表姐关系要好。

(二) 生命回顾过程

1. 关系互动阶段:与患者建立信任关系。患者首次入院第2天晨间查房时,得知患者因母亲买的薯片不是她想要的口味而抱怨,母亲因未买到患者喜欢口味的薯片表示抱歉和无奈。护士首先对母亲的爱表达敬佩和赞赏,化解母女间矛盾;共情患者当下对食品的要求,并表示也喜欢同款薯片,拉近护患距离。次日,护士从家中拿来该口味的薯片送给患者,满足其口味需求,以此为切入点,增加与患者的互动,了解患者个人信息、家庭生活习惯及互动模式等。与患者建立良好护患关系后,邀请患者进行生命回顾访谈,患者欣然接受。访谈由经过生命回顾训练的护士长执行,共6

次,每次约 30 分钟。鉴于篇幅的限制,本部分仅简略地呈现童年期及青年期访谈内容,重点呈现成年期生命回顾访谈内容。

2. 生命回顾阶段

(1) 童年期

护士:能说说您的童年生活吗?

护士:您有兄弟姐妹吗? 您能说一下他们吗?

护士:童年时期您印象最深刻的事情是什么?

患者:爸爸给我和妹妹买了一只小鸡,没养几天,就死了,妹妹哭得可伤心了。我就带着她,在家门口的树下挖了个坑,把小鸡埋了起来,堆成一个小土堆,一圈还摆上了树叶,用石头压上,埋好了,我还带着妹妹给小鸡磕头,搞得仪式感满满,弄完这些,妹妹也不哭了。

护士:你从小就这么勇敢地面对丧失呀!

患者:那时候也不懂啥,就学着电视里丧葬的样子。

护士:您童年时期有什么事情让您觉得遗憾吗?

患者:有的,小时候学钢琴学了好久,后来没坚持学下去,现在都荒废了,如果我接着学,现在也得是女版"朗朗"!

(2) 青少年期

护士:能说说在青少年时期谁是对您最重要的人吗?

……

护士:请您说说在青少年时期遇到过什么困扰吗?

……

护士:青少年期间,您觉得自己有足够大的能力解决或完成很多任务吗?

……

(3) 成年期

护士:您一直都没工作过吗?

……

护士:那为什么后来就不工作了?

……

护士:能不能谈谈您生病以后的心路历程? 您最担心的是什么?

患者：当知道自己得癌症的那一刻，我觉得天都塌了，根本接受不了，我还这么年轻，天天吃斋念佛，行善积德，老天却这么不公平，让我生病，是不是老天也嫉妒我。随着一次次的治疗，我也想开了，我得好好的，只有好的心态才能战胜这个"坏病"，我得和"他"和平共处，我知道有很多带瘤生存的抗癌明星，我得向他们学习，只要我不把"坏病"当回事儿，"他"就上不了位！我最担心的就是我儿子，从小到大，我一直陪着他，我还想看着他长大，结婚生子，给他带孩子，我的生命价值得体现出来。我不希望孩子看到我懦弱的一面，我是个坚强的妈妈，即使"离开的那一天"来了，我也希望孩子看到的是积极向上、正能量的妈妈。

护士：还有其他什么方式可以让你体现生命价值吗？

患者：我没法改变命运，但是我能改变面对这一切的态度，我给儿子留下的美好形象，让他未来的人生道路，能量满满，阳光面对，也是我生命价值的体现吧。

护士：生病后，您最担心什么？

患者：担心变丑，担心掉头发，担心让老公儿子看到我难看的样子。

护士：生病后，您的家人和朋友对您有什么关心和帮助？

患者：我生病后，妈妈寸步不离，我在妈妈面前也最任性，可以耍小脾气，爸爸想方设法给我弄各种好吃的，妹妹也经常开导我，陪我做想做的事情，我老公虽然很忙，但是还是抽出来时间陪我，满足我的一切需求，婆婆公公帮忙照顾孩子。住院期间的事情都是表姐表弟忙前忙后。全家人都围在我身边，就怕我受到一点委屈。我从小被宠到大，想想挺幸福的。大家都这么优待我，我也要对得起他们，不能让他们失望。我真的很感恩有他们陪着我。

（4）总结

护士：如果有机会让您重新经历您的人生，您会有何改变？

患者：如果可以重来，我还会嫁给我老公，还有就是，我会和他一起打理生意，一方面替他分担一些，一方面也让我的能力得到体现。

护士：您现在有什么特别想做的事情吗？

患者：我想拍一套全家福，趁着我现在还可以美美的，我要笑着面对每一天。

护士：还有什么事情让您觉得遗憾吗？

患者：儿子高考没考好，我很自责，因为我的病也影响到了他，没法安心复习，我知道他是担心我、心疼我，他从小到大学习都很好，结果没考好，真对不起孩子。我表姐帮忙选了一个好的专业,我相信儿子凭着自己的努力,以后也会成功。儿子长大成人了,他会照顾好自己。

护士:您还想对家里人说些什么吗?

患者:我真的很感谢他们,我一直都享受着"公主"的待遇,被他们捧着、保护着。虽然老公很忙,陪我的时间有限,但我能体谅他,他也是为了这个家,为了我们更好的生活。我很爱我的家人,我希望他们好好地生活,好好地爱惜身体,不要像我一样,胡吃海喝,糟蹋身体。一切生命都是因缘而生,有生必有死,来生我们还要做一家人。

3. 回缩阶段:从过去回到现在,鼓励患者及家属参加病区活动,包括端午节、七夕节等,基于患者宗教信仰进行生命教育,疏导患者情绪,促进其与家属的情感联结与表达。具体范例如下。

组织主题为"彩绘七夕,浪漫予你"的七夕节活动。鼓励患者与其老公参与活动,共同绘制相约"七夕"的彩绘画,共同创造着他们的专属作品,绘制他们的生命蓝图。这份彩绘作品就是他们爱的见证,活动拉近了夫妻的距离,在活动中夫妻双方还互相道歉、道谢、道爱。

基于佛教信仰的生命教育:基于患者与其婆母均信奉佛教,护士向其请教佛教相关知识,与其共读佛教对生命教育的解读,一起讨论佛教思想中关于安宁疗护的独特智慧。

4. 结束阶段:患者能理性认识自己当下的状态,通过五行音乐、家庭叙事等让患者情绪平复,情感需求得到满足,笑对生死。

(1)五行音乐:评估患者五行体质为心肾不交证,使用羽调式音乐顺应肾(水)气的下降,将适宜的音乐《梅花三弄》《汉宫秋月》等制作成二维码供其扫码收听,在音乐中调理气血,疗愈身心。

(2)家庭叙事:在最后一次干预中,邀请患者生命中的重要他人,包括她的父母亲、老公、儿子、公婆等,给予患者与家属彼此表达祝福与心愿的时间和空间。以下为干预者的自述。

当我走进病房时,患者的儿子正亲昵地抱着她的胳膊,患者的老公按照护士指导的按摩方法给她按摩内关穴,缓解她的恶心症状。病房里的其他患者都主动离开了,给她们全家人独处的空间。

看到我进来,患者的妈妈赶忙说道:"护士长,家里人都到了,孩子也考完试了,我们都想来陪陪她!"

患者:谢谢护士长一直关心我,我早上打完一针止痛针,这会儿头也不痛了,也不恶心了。不过他们都来了,我以为我马上要走了,他们来给我送行呢!"

我佯装不懂地回复:你的这个"要走了"代表啥意思,我没听懂!

患者:护士长,我很清楚我的病情,之前很不甘心,总抱着能治好的希望,我想陪着我儿子长大,看他上大学,这次他高考没考好,我也很愧疚,他成绩很好的,都是我的病情让他没法安心学习。(儿子马上给了妈妈一个大大的拥抱)

儿子:妈妈,我没考好,愧对了您这么多年对我的付出,对不起,但是我一定会努力的。

她:好孩子,妈妈爱你,妈妈没有怪你,你也不要怪妈妈,我们一直都在一起,不管我在哪里。世事无常,有生就有死,我能接受,就是舍不得。我从小到大一直备受呵护,没受过罪,老天爷也许是嫉妒我吧。

爸爸:我的好女儿,爸爸不许你说傻话。

妈妈:孩子,妈妈一直在,记住,人生是圆形的,生死是循环的。

婆婆:媳妇,你放心,我会照顾好孩子的,我上辈子修了什么福分,遇上你这么好的儿媳妇,咱娘俩下辈子还要成为一家人。

老公:老婆,我一直忙着赚钱,陪你和儿子的时间太少了,对不起,我爱你,谢谢你成为我的老婆,如果有来世,我们还要做夫妻,我一定一直陪着你。

患者:我都明白,说不怕死都是假的,其实只是无可奈何的自我安慰,我一辈子没做什么坏事儿,生命的意义不在于长短,而在于我来过。你们都不许忘了我,只要你们不忘记我,我就一直在。老公,你以后再找个陪你走完人生道路的人,但是也不许忘记我哦!

我:只有充分表达的爱才可以放手,只有充分领受的爱才可以离开!我见证了你们全家的爱,学习了,更是羡慕了!

(人生像是一部电影,一部片子总有开头和结尾,无数琐碎瞬间构成影片的主体,人生的苦乐与抱负尽数在这里施展,当"全剧终"出现时,也就是这一生的终点了。)

本案例通过生命回顾访谈,系统性地帮助患者以崭新的视角,有效重温了生命历程,在生命回顾中寻找到了生命意义,让患者在临终状态能坦然面对离世。本案例尝试将中国传统文化及叙事护理整合至生命回顾干预框架中,如案例中融入中国中医及传统节日元素等生命教育内容;全程渗透叙事护理理念,始终关注语言行为背后的故事,是对原有结构化生命回顾干预框架的本土化创新。

(高歌,章蕾,王丹)

参 考 文 献

1. Haight, Barbara Kavanagh. Reminiscence and life review: conducting the process[J]. Journal of Gerontological Nursing, 1992, 18(2): 39 - 41.

2. 王伟,张宁.临床心理学[M].2 版.北京:人民卫生出版社,2016.

3. 李嘉诚基金会"人间有情"全国宁愿医疗服务计划办公室.纾缓医学:晚期肿瘤的宁养疗护[M].北京:高等教育出版社,2013.

4. 程秀丽,成芳.安心茶话屋在肿瘤科护士死亡教育中的应用[J].中华护理杂志,2019,54(12):1777 - 1781.

5. 谌永毅,刘翔宇.安宁疗护专科护理[M].北京:人民卫生出版社,2020.

6. 杨艳杰,曹枫林.护理心理学[M].5 版.北京:人民卫生出版社,2022.

7. 郭巧红.尊严疗法在安宁疗护实践中的应用[J].中国护理管理,2018,18(3):316 - 319.

杰弗逊共情量表

杰弗逊共情量表(The Jefferson scale of Empathy，JSE)共有3个版本，本书介绍的量表为护士版JSE‐HP，用于评估护士共情能力水平。英文版原量表由美国杰弗逊大学Hojat及其研究小组成员于2001年研制，已被翻译成十余种语言。2008年由安秀琴、杨辉、徐建萍等翻译并修订，该量表共有20个条目，其中有10个反向计分条目(6、7、8、11、12、14、18、19题)，每个条目采用1～7分进行评估，分别从观点采择(1、4、5、6、8、10、11、13、16、19题)、情感护理(3、7、9、12、14、15、20题)和换位思考(2、17、18题)三个维度进行分析，得分越高，表明该护士的共情能力越强，同理心水平越高。该研究对山西省某医院946名护士测评，此量表Cronbach's α系数为0.750，并具有较好的效度，目前在国内较多的研究中被使用。

杰弗逊共情量表(护士版)(JSE‐HP)

指导语：请根据您自己与患者相处的情况，在适合自己的答案上直接打"√"。
(1＝完全不同意,2＝不同意,3＝有点不同意,4＝不确定,5＝有点同意,6＝同意,7＝完全同意)

序号	项　　目	完全不同意	不同意	有点不同意	不确定	有点同意	同意	完全同意
1	在我和患者的关系中，了解患者及家属的情绪状态是一个很重要的因素	1	2	3	4	5	6	7
2	对我而言，从患者的角度看事情几乎是不可能的	1	2	3	4	5	6	7

续　表

序号	项　目	完全不同意	不同意	有点不同意	不确定	有点同意	同意	完全同意
3	了解患者及其家属的感受与治疗是无关的	1	2	3	4	5	6	7
4	我缺乏共情,将难以成为一名成功的护士	1	2	3	4	5	6	7
5	我对患者感同身受,他们就会感觉更好一些	1	2	3	4	5	6	7
6	和患者的关系中,我了解他们的肢体语言和口语沟通同样重要	1	2	3	4	5	6	7
7	在观察病情与询问病史时,我试着不注意患者的情绪变化	1	2	3	4	5	6	7
8	我注意患者所显露的肢体语言和非语言线索,以便了解患者在想什么	1	2	3	4	5	6	7
9	我不允许自己被患者与其家属间强烈的情感关系所感动	1	2	3	4	5	6	7
10	我相信共情是治疗过程中的一项重要因素	1	2	3	4	5	6	7
11	为了提供较好的护理服务,我会试着从病患的角度来考虑问题	1	2	3	4	5	6	7
12	疾病只能以药物或手术治疗,因此与患者建立感情对治疗没有明确好处	1	2	3	4	5	6	7
13	我对患者感同身受,他们就会觉得治疗是有效的	1	2	3	4	5	6	7
14	留意患者的个人经验与治疗效果没有关系	1	2	3	4	5	6	7
15	我相信,询问患者日常生活中发生的事情对病情的了解没有帮助	1	2	3	4	5	6	7
16	我认为幽默感有助于患者得到较好的临床治疗效果	1	2	3	4	5	6	7
17	对我来说,从患者的角度进行思考是一件很难的事情	1	2	3	4	5	6	7
18	我不喜欢阅读与医疗无关的文学或艺术方面的书籍	1	2	3	4	5	6	7
19	护理患者时我会尝试从患者的立场来思考	1	2	3	4	5	6	7
20	我相信情感的投入在疾病治疗中是没有作用的	1	2	3	4	5	6	7

附录二

医护人员医学叙事能力量表

医护人员医学叙事能力量表,由马婉贞及顾平等人以叙事理论、故事理论、诺丁斯关怀理论为指导,结合文献分析和访谈结果编制,用于评估医护人员叙事能力。共27个条目,包括关注倾听维度(9题)、理解回应维度(12题)、反思再现维度(6题)3个维度。各因子对应条目:关注倾听(1~7、10、11题)、理解回应(9、12、14~17、20~25题)、反思再现(8、13、18、19、26、27题),采用Likert 7级评分法,从"完全不符合"到"完全符合",分别赋值1~7分,其中条目4、11反向计分,总分为27~189分。其得分越高,反映医护人员医学叙事能力水平越高。不仅维度和条目更加具体而全面,而且能反映出医护人员医学叙事能力强弱(<145分为较弱,145~163分为中等,>163分为较强)。

医护人员医学叙事能力量表

指导语:请您判断以下表中各条目的陈述在多大程度上符合您的真实情况,并在相应的数字上打"√"(1=完全不符合,2=不符合,3=有点不符合,4=不确定,5=有点符合,6=符合,7=完全符合)。可以选择较为接近的答案,尽量不选、少选4"不确定"。

序号	项目	完全不符合	不符合	有点不符合	不确定	有点符合	符合	完全符合
1	我能及时发现患者的叙事需求	1	2	3	4	5	6	7
2	当我意识到患者有叙事需求时能尽力去满足	1	2	3	4	5	6	7
3	我能在患者叙事时认真、仔细聆听	1	2	3	4	5	6	7

序号	项　　目	完全不符合	不符合	有点不符合	不确定	有点符合	符合	完全符合
4	我很难找到适当的话题来拉近与患者的距离	1	2	3	4	5	6	7
5	我能在平时工作中与患者建立良好的信任关系	1	2	3	4	5	6	7
6	我能发现并理解患者在叙事过程中语音、语气、语调的变化	1	2	3	4	5	6	7
7	我能关注并理解患者在叙事过程中的非语言行为(如眼神、面部表情、细微动作等)	1	2	3	4	5	6	7
8	我能尊重患者的疾病故事,不批判、不妄议	1	2	3	4	5	6	7
9	我能运用语言、肢体动作、环境氛围等调动患者叙事的积极性	1	2	3	4	5	6	7
10	在倾听患者叙事时,我能注意自己的姿态、动作、语言、表情等	1	2	3	4	5	6	7
11	患者叙事时,我有时会打断或生硬地引导患者	1	2	3	4	5	6	7
12	我能促使患者更多地展示疾病相关故事,及对其身心情绪状态产生重要影响的经历	1	2	3	4	5	6	7
13	我能客观全面地把握患者叙事的内容	1	2	3	4	5	6	7
14	我能站在患者角度去理解患者故事的深层含义	1	2	3	4	5	6	7
15	我能将患者杂乱的叙事归纳整理出条理顺序	1	2	3	4	5	6	7
16	我能从患者的叙事中分析出与当前疾病相关的主要问题	1	2	3	4	5	6	7
17	我能通过患者过去的经历帮助患者找寻走出当前困境的力量	1	2	3	4	5	6	7
18	我能针对患者叙事思考医护人员的角色和所能给予患者的帮助及诊疗行为	1	2	3	4	5	6	7
19	我能在应对和分析患者的叙事中发现自己的不足和优势	1	2	3	4	5	6	7
20	我能给予患者恰当的语言或非语言上的回应和安慰	1	2	3	4	5	6	7
21	我能注意在回应患者叙事的过程中避免对患者造成伤害	1	2	3	4	5	6	7
22	我能利用患者叙事中的关键要素,挖掘患者自身的资源与能力,帮助患者积极面对	1	2	3	4	5	6	7

序号	项　　　目	完全不符合	不符合	有点不符合	不确定	有点符合	符　合	完全符合
23	在回应患者过程中,我能表现出足够的耐心	1	2	3	4	5	6	7
24	我能调动患者家属或其他关键人物给予患者鼓励、安慰	1	2	3	4	5	6	7
25	我能合理地使用治疗文件(如信件、证书、合影等),给予患者力量与勇气	1	2	3	4	5	6	7
26	我能用平实的语言描述患者的疾病故事和对患者故事的感知	1	2	3	4	5	6	7
27	我能在开展叙事医学或叙事护理的过程中提升对职业的认同和热爱	1	2	3	4	5	6	7

附录三
中文版创伤后成长问卷

●

　　简体中文版创伤后成长评定量表（Chinese posttraumatic growth growth inventory，C-PTGI）由 Tedeschi 教授等研制，由第二军医大学（现海军军医大学）刘晓虹研究团队翻译、修订、命名及文化调适后，以其简体中文版问卷在意外创伤人群中应用的信效度检验。该问卷包含他人关系、人生感悟、自我转变、个人力量及新的可能性 5 个维度，共 20 个条目。各因子所包含项如下：① 人生感悟因子：2，5，11，13，15，19，共 6 项；② 个人力量因子：10，12，18，共 3 项；③ 新的可能性因子：9，14，16，17，共 4 项；④ 与他人关系因子：6，8，20，共 3 项；⑤ 自我转变因子：1，3，4，7，共 4 项。采用 Likert 6 级评分法，从"完全没有"到"非常多"对应记为 0～5 分，总分 0～100 分，得分越高表示创伤后成长水平越高，总量表内部 Cronbach's α 系数为 0.874，各维度 Cronbach's α 系数为 0.611～0.796，适用于我国意外创伤个体的创伤后成长研究，目前已被应用于癌症、护士、心境障碍等各类人群。

简体中文版创伤后成长问卷（C-PTGI）

指导语：下表共有 20 个问题，问的是这次意外可能给您带来的变化，请仔细阅读每个句子，然后对应每个题目，选择一个最接近您状况的答案并打上"√"（0＝完全没有，1＝非常少，2＝少，3＝有些，4＝多，5＝非常多）。

序号	项　　目	完全没有	非常少	少	有些	多	非常多
1	我改变了生命中重要事物的先后顺序	0	1	2	3	4	5
2	我对自己的生命价值有了更多的认识	0	1	2	3	4	5

序号	项　　　目	完全没有	非常少	少	有些	多	非常多
3	我发展了新的兴趣	0	1	2	3	4	5
4	我有更多依靠自己的感觉了	0	1	2	3	4	5
5	我对精神层面有了更好的理解	0	1	2	3	4	5
6	我明白当我遇到困难时可以依靠他人	0	1	2	3	4	5
7	我确立了新的生命之路	0	1	2	3	4	5
8	我有与他人更亲近的感觉	0	1	2	3	4	5
9	我更愿意表达我的情感	0	1	2	3	4	5
10	我知道我能更好地处理困难了	0	1	2	3	4	5
11	我能以我的生命做更好的事情	0	1	2	3	4	5
12	我更能接受任何事情的最后结果	0	1	2	3	4	5
13	我能更好地珍惜每一天了	0	1	2	3	4	5
14	这次事件给我带来了新的机会	0	1	2	3	4	5
15	我对他人有了更多的同情	0	1	2	3	4	5
16	我花更多精力在人际关系上了	0	1	2	3	4	5
17	对需要改变的事物,我更倾向于去改变它	0	1	2	3	4	5
18	我发现我比想象中的更强	0	1	2	3	4	5
19	我对"人世间如此美好"的体会更深了	0	1	2	3	4	5
20	我更接受自己需要他人了	0	1	2	3	4	5

附录四

Connor-Davidson 心理韧性量表

Connor-Davidson 心理韧性量表是由凯瑟琳 M.康纳和乔纳森 R.T.戴维森共同开发的一种评估韧性的方法。基于康纳和戴维森对韧性的操作定义,即"在逆境中茁壮成长"的能力。自 2003 年开发以来,该量表已经在不同的环境下进行了测试(见通用性),并被修改成不同的版本,2007 年中科院心理所于肖楠、张建新将其翻译、汉化,用于测量个体的心理弹性。该量表由三个维度组成,分别是力量、乐观和坚韧性。问卷共计 25 个项目,各维度对应的条目为:力量型(1、5、7、8、9、10、24、25 项),乐观型(2、3、4、6 项)、坚韧性(11、12、13、14、15、16、17、18、19、20、21、22、23 项)。采用 5 点记分,从 0 到 4,代表着"从不"到"总是",总分为 0~100 分,分数越高,韧性越强。

Connor-Davidson 心理韧性量表

指导语:请指出最近半年以来,你的真实情况和以下陈述的符合程度。如果有些特殊情境并未发生,则假设如果真的发生了,你的感受会是怎样。请在最能描述你的感觉的数字上画圈(0=从不,1=很少,2=有时,3=很多,4=总是)。

序号	项 目	从不	很少	有时	很多	总是
1	当发生变化时,我能够适应	0	1	2	3	4
2	当面对压力时,我至少拥有一个亲近而且安全的人可以帮助我	0	1	2	3	4
3	当我的问题无法清楚地获得解决时,有时命运之神能够帮助我	0	1	2	3	4
4	不管我在人生路途中发生任何事情,我都能处理	0	1	2	3	4

序号	项　　　　目	从不	很少	有时	很多	总是
5	过去的成功让我有信心去处理新的挑战和困难	0	1	2	3	4
6	当面对问题时,我试着去看事情积极的一面	0	1	2	3	4
7	由于经历过磨炼,我变得更坚强了	0	1	2	3	4
8	在生病、受伤或苦难之后,我很容易就能调整过来	0	1	2	3	4
9	不管好坏,我相信事出必有因	0	1	2	3	4
10	不管结果如何,我都会尽最大的努力	0	1	2	3	4
11	即使有障碍,我也相信我能够实现我的目标	0	1	2	3	4
12	即使看起来没有希望,我仍然不放弃	0	1	2	3	4
13	当压力或危机来到时,我知道在哪里可以获得帮助	0	1	2	3	4
14	在压力下,我能够精神集中地思考问题	0	1	2	3	4
15	我宁愿在解决问题时自己起带头作用,而不是让别人决定全局	0	1	2	3	4
16	我不会轻易被失败打倒	0	1	2	3	4
17	当处理生活中的挑战和困难时,我是一个坚强的人	0	1	2	3	4
18	我试图寻找"创伤事件"带给自己的意义	0	1	2	3	4
19	如果有必要,即使是不受大家欢迎的决定,我也会克服困难去做并影响他人	0	1	2	3	4
20	我能够处理一些不愉快或痛苦的情绪,例如悲伤、害怕和生气	0	1	2	3	4
21	在生活中,我有明确的目标	0	1	2	3	4
22	我觉得可以控制自己的生活	0	1	2	3	4
23	我喜欢挑战	0	1	2	3	4
24	不管在人生路途上遇到任何障碍,我都会努力达到我的目标	0	1	2	3	4
25	我为自己的成就感到自豪	0	1	2	3	4

附录五

癌症患者生命意义量表

癌症患者生命意义量表,由天津医科大学夏浩志、史宝欣等以内隐理论为指导,结合文献研究和定性研究编制而成,共 25 个条目,5 个维度。该量表为自评量表,采用 Likert 5 级评分法,每个条目以 1 分(非常不同意)～5 分(非常同意)计分。接受与适应维度 6 个条目(3、4、5、9、18、23 项),生活态度维度 6 个条目(6、10、12、16、20、25 项),自我控制维度 5 个条目(1、8、14、15、17 项),人际关系维度 5 个条目(7、11、19、21、22 项),生活目标维度 3 个条目(2、13、24 项),其中 4、7、10、12、16 项为反向计分项,总量表得分 25 ～ 125 分。总量表的 Cronbach's α 系数为 0.881,各维度 Cronbach's α 系数在 0.778～0.853。目前该量表在乳腺癌、食管癌、肺癌患者等研究中被应用。

癌症患者生命意义量表

指导语:请您根据自己目前的实际情况或感受真实回答每个问题,谢谢您的合作!
(1=非常不同意,2=不同意,3=一般,4=同意,5=非常同意)

序号	项　　目	非常不同意	不同意	一般	同意	非常同意
1	我能够做我想做的事	1	2	3	4	5
2	我明确知道未来的生活重心	1	2	3	4	5
3	我能够适应得病后的生活	1	2	3	4	5
4	我无法接受身体形象的改变	1	2	3	4	5

序号	项　　　　目	非常 不同意	不同意	一般	同意	非常 同意
5	我的内心很平静	1	2	3	4	5
6	我很满足于现在的生活	1	2	3	4	5
7	我不愿与人过多交往	1	2	3	4	5
8	我知道如何应对疾病引起的不适	1	2	3	4	5
9	我能够控制我的情绪	1	2	3	4	5
10	我觉得现在的生活一团糟	1	2	3	4	5
11	我的家人朋友需要我	1	2	3	4	5
12	我觉得命运对我不公平	1	2	3	4	5
13	我在努力实现我生活的目标	1	2	3	4	5
14	我能够照顾自己	1	2	3	4	5
15	我依然可以照顾我的家庭	1	2	3	4	5
16	现在的状况让我很痛苦	1	2	3	4	5
17	在重要的事情上我可以自己做决定	1	2	3	4	5
18	我能够坦然接受得病的事实	1	2	3	4	5
19	我的家庭生活幸福	1	2	3	4	5
20	我觉得我就是家庭的负担	1	2	3	4	5
21	我经常帮助身边的人	1	2	3	4	5
22	在需要时我总能得到他人的帮助和支持	1	2	3	4	5
23	我能坦然面对人生任何结局	1	2	3	4	5
24	对于未来,我已经制订了一个计划	1	2	3	4	5
25	我对未来的生活充满信心	1	2	3	4	5

附录六

专业生活品质量表
（professional quality of life scale，ProQOL）

该量表由国外学者 Stamm 编制，由郑杏等汉化的中文版护士专业生活品质量表第 5 版，包括 3 个分量表：共情满意、工作倦怠、二次创伤，其中工作倦怠和二次创伤属于共情疲劳，用于评价护士的共情满意与共情疲劳状况。每个分量表各包括 10 个条目，共 30 个条目。各维度 Cronbach'α 系数分别为 0.82、0.73、0.76。采用 Likert 5 级计分法，1＝从未有过，2＝很少，3＝有些时候，4＝经常如此，5＝总是如此。各维度对应条目为：共情满意条目 3、6、12、16、18、20、22、24、27、30，共 10 项；工作倦怠条目 1、4、8、10、15、17、19、21、26、29，共 10 项；二次创伤条目 2、5、7、9、11、13、14、23、25、28，共 10 项。其中条目 1、4、15、17、9 均采用反向计分。各个维度的条目合计得分为初始总得分(Z)，以初始总得分转换值为标准分(T)，通过最终得到的标准分，各维度可划分为：＜43 分为低度，43～57 分为中度，＞57 分为重度。

中文版护士专业生活品质量表(第 5 版)

指导语：临床护士不仅要为患者提供帮助服务，同时也要付出同情心和关爱。在这过程中，患者的痛苦经历可能会引起护士的情感应激。下列问题是有关您身为帮助者所经历过的正面及负面经历，请依据您自己及目前的工作状况回答下列问题。请诚实地填选出最符合您在过去 30 天中所经历过的状况（1＝从未有过，2＝很少，3＝有些时候，4＝经常如此，5＝总是如此）。

序号	项　　　　目	从未有过	很少	有些时候	经常如此	总是如此
1	我是快乐的	1	2	3	4	5
2	我脑中常回想一个以上我所护理过的人	1	2	3	4	5

序号	项　　　目	从未 有过	很少	有些 时候	经常 如此	总是 如此
3	护理让我得到满足感	1	2	3	4	5
4	我感到与他人(患者、同事、朋友等)有关联	1	2	3	4	5
5	突如其来的声音会让我感到惊吓	1	2	3	4	5
6	与需要我护理的人一起后,让我感到神采奕奕	1	2	3	4	5
7	我发现要将我的个人生活与护士工作分开是困难的	1	2	3	4	5
8	我因护理过的某个人的创伤性经历而失眠,所以工作不能富有 成效	1	2	3	4	5
9	我想我已经被那些我所护理的严重创伤患者所影响	1	2	3	4	5
10	从事护士的工作让我感到陷入了困境	1	2	3	4	5
11	我的护理行为让我对很多事情感到紧张	1	2	3	4	5
12	我喜欢从事护士的工作	1	2	3	4	5
13	我护理的患者的创伤性经历使我感到沮丧	1	2	3	4	5
14	我觉得我仿佛经历了那些我曾经护理的严重创伤患者有过的 创伤	1	2	3	4	5
15	我有信念支持着我	1	2	3	4	5
16	我对自己能够跟上护理技术和护理政策的进步而感到高兴	1	2	3	4	5
17	我就是我想要成为的人	1	2	3	4	5
18	我对自己的工作感到满意	1	2	3	4	5
19	作为一名护士,我感到筋疲力尽	1	2	3	4	5
20	对于那些我护理的人和我如何护理他们,我有开心的想法和感觉	1	2	3	4	5
21	由于自己的工作负担似乎无止境,我感到无法应对	1	2	3	4	5
22	我相信通过我的努力工作我会有所作为	1	2	3	4	5
23	我避免某些活动或情况,因为它们让我想起我所护理的患者的可 怕经历	1	2	3	4	5
24	我为自己能够护理别人而感到自豪	1	2	3	4	5

续　表

序号	项　　目	从未有过	很少	有些时候	经常如此	总是如此
25	因为我的护理行为,我有被侵扰和令人恐惧的想法	1	2	3	4	5
26	我觉得"深陷"于制度的沼泽	1	2	3	4	5
27	我认为我是一个成功的护士	1	2	3	4	5
28	我不记得我工作中那些和创伤受害者有关的重要部分	1	2	3	4	5
29	我是一个非常有爱心的人	1	2	3	4	5
30	能够选择从事护士工作,我感到很高兴	1	2	3	4	5

创伤知情照护相关态度量表
(attitudes related to trauma-informed care scale，ARTICS)

　　该量表由克林贝格家庭中心创伤研究所和杜兰大学的 Baker 博士开发，用于评价精神/心理健康机构工作人员对实践和应用创伤知情照护(trauma-informed care，TIC)的态度。本书选用支婷婷和王艳波等人汉化后形成的中文版创伤知情照护相关态度量表。该量表共 35 组，2 组对立陈述的条目，包括问题行为或症状的潜在原因、对问题行为或症状的理解、在职行为、工作时的自我效能和对工作的反应 5 个维度。量表总 Cronbach'α 系数为 0.962，各维度 Cronbach'α 系数为 0.916～0.931，具有良好的信度与效度，适用于评价中国护士创伤知情照护的态度评价。1 分到 7 分代表"非常不同意"到"非常同意"。各因子所包含的项目如下：问题行为或症状的潜在原因：条目 1、6、11、16r、21、26r、31，共 7 项；对问题行为或症状的理解：条目 2r、7、12r、17r、22r、27、32r，共 7 项；在职行为：条目 3r、8、13r、18、23r、28、33r，共 7 项；工作时的自我效能：条目 4、9r、14、19r、24r、29、34r，共 7 项；对工作的反应：条目 5、10r、15r、20、25r、30、35r，共 7 项。其中条目 2、3、9、10、12、13、15、16、17、19、22、23、24、25、26、32、33、34、35 为反向计分，维度分为对应条目相加得分，总分为所有条目数之和的平均数，在 1～7 分之间，得分越高，说明对 TIC 的态度越积极。

中文版创伤知情照护相关态度量表

指导语：在公共服务、医疗保健、教育等相关领域工作的人对于其所服务的对象，他们的工作以及他们自身抱有各种各样的信念。"来访者"一词可以替换为"学生""个人""患者"或其他术语，以描述在特定环境中接受服务的人员。

创伤知情照护：是一种鼓励人们从关注创伤史的视角参与到人类服务、教育和相关领域以帮助他们识别并知悉创伤对他们生活的影响的实践方法。

说明：对于每个条目，请在两个表述之间的数字中选择一个最能代表你过去两个月工作中的个人信念。"1 分到 7 分"代表"非常不同意"到"非常同意"。

示例：

1	2	3	4	5	6	7
	✓					

冰激凌很好吃。 冰淇淋很难吃。

注：本示例中，被调查者的选择表示，他/她非常倾向认为冰淇淋很好吃，而非很难吃。

我相信：

序号	项 目	1	2	3	4	5	6	7	项 目
1	患者的学习和行为问题源于他们的行为或心理健康状况	1	2	3	4	5	6	7	患者的学习和行为问题与他们经历的艰难生活事件史息息相关
2	当与有创伤史的人一起工作时，聚焦于发展健康的、疗愈性的关系是最佳方法	1	2	3	4	5	6	7	当与有创伤史的人一起工作时，最好的做法是明确规则和后果
3	对于我服务的许多患者来说，感到非常沮丧是正常的	1	2	3	4	5	6	7	如果我的患者非常沮丧，我会很难受
4	我没有能力帮助我的患者	1	2	3	4	5	6	7	我有能力帮助我的患者
5	如果我对工作有强烈的感受，最好不要告诉别人，因为他们会认为我不适合这份工作	1	2	3	4	5	6	7	如果我对工作有强烈的感受，最好的办法是和别人谈谈，这样我就不必独立面对了
6	患者一直以这样的方式生活，我现在也做不了什么	1	2	3	4	5	6	7	患者一直以这样的方式生活，所以他们不知道如何按照我说的去做
7	为了能在真实的世界中发挥功能，患者需要体验真实生活的后果	1	2	3	4	5	6	7	为了能在真实世界中发挥功能，患者需要体验疗愈性的关系
8	如果患者对我说了或做了不尊重的事，会让我觉得有伤自尊	1	2	3	4	5	6	7	如果患者对我说了或做了不尊重的事，并不会给我造成不良影响

序号	项　　目	1	2	3	4	5	6	7	项　　目
9	我具备帮助患者的技能	1	2	3	4	5	6	7	我不具备帮助患者的技能
10	处理工作中感觉倦怠的最佳方式是寻求支持	1	2	3	4	5	6	7	处理工作中感觉倦怠的最佳方式是不要去想它,事情总会过去的
11	许多患者只是不想改变或不想学习	1	2	3	4	5	6	7	所有患者都想要改变或学习
12	患者常常还没有能力或没有做好准备来为自己的行为负责。他们需要被个性化地灵活对待	1	2	3	4	5	6	7	患者需要为自己的行为负责
13	我意识到当患者做出过分举止之后,并不会向我道歉	1	2	3	4	5	6	7	如果患者在做出过分举止之后没有向我道歉,我会觉得有伤自尊
14	这份工作中让我感觉每天都压力重重	1	2	3	4	5	6	7	这份工作中让我感觉每天都新鲜有趣
15	我的心情受到工作的影响,这意味着我重视这份工作	1	2	3	4	5	6	7	如果我的心情受到工作的影响,这意味着我太敏感,不适合这份工作
16	患者不得不学会如何欺骗或误导他人,以便让自己的需求得到满足	1	2	3	4	5	6	7	患者总是捉弄他人,所以他们说的话常常需要受到质疑
17	帮助患者获得安全感、让他们觉得被关心是消除不良行为的最佳途径	1	2	3	4	5	6	7	实施惩罚性后果是消除不良行为的最佳方式
18	当我对患者犯了错误时,最好的办法是继续工作,假装什么都没有发生	1	2	3	4	5	6	7	当我对患者犯了错误时,最好承认自己的错误
19	苦乐起伏是工作的一部分,所以我不会太在意	1	2	3	4	5	6	7	工作中的不可预测性和强度使我认为自己不适合这份工作
20	最有效的助人者能够找到强健自己、排除痛苦的方法,而不是过分在意工作	1	2	3	4	5	6	7	最有效的助人者允许自己受到工作的影响,会感受和管理痛苦,并继续关心自己的工作

序号	项 目	1	2	3	4	5	6	7	项 目
21	如果患者真心想的话,他们可以表现得更好	1	2	3	4	5	6	7	患者正在用他们所拥有的技能尽力做到最好
22	最好从一开始就尊重和友善地对待患者,这样他们就知道我在乎他们	1	2	3	4	5	6	7	最好从一开始就严格地对待患者,这样他们就知道他们不能利用我
23	与患者保持健康的人际关系是帮助患者得到改善的方法	1	2	3	4	5	6	7	如果我与患者建立关系,人们会认为我边界不清
24	我觉得每天都能尽我所能帮助患者	1	2	3	4	5	6	7	我已经不能再帮助患者了
25	因为我擅长我的工作,所以工作对我影响很大	1	2	3	4	5	6	7	如果我把工作做得更好,那么工作就不会如此影响我了
26	患者可能在某一天做正确的事,但接下来一天不行。这说明在特定的时候他们都在尽力	1	2	3	4	5	6	7	患者可能在某一天做正确的事,但接下来一天不行。这说明只要他们真心想做,他们能够控制自己的行为
27	在处理危机时,规则的执行是最重要的事	1	2	3	4	5	6	7	在处理危机时,灵活性是最重要的事
28	如果我不控制患者的行为,财物可能受损	1	2	3	4	5	6	7	只要保证每个人都安全,即使会造成一些财物损失,患者的烦躁不安是可以接受的
29	我害怕去工作,因为太辛苦太紧张了	1	2	3	4	5	6	7	即使当很辛苦很紧张的时候,我能理解这是工作的一部分,是可以接受的
30	我个人表现如何与我是否能够帮助患者无关	1	2	3	4	5	6	7	为了照顾我的患者,我必须照顾好自己
31	如果事情进展不顺利,这是因为患者没有做他们需要做的事情	1	2	3	4	5	6	7	如果事情进展不顺利,这意味着我需要改变我正在做的事情

序号	项　　　目	1	2	3	4	5	6	7	项　　　目
32	当我关注患者的优点时,我提供的帮助是最有效的	1	2	3	4	5	6	7	当我关注患者的问题行为时,我提供的帮助是最有效的
33	患者表现出心烦意乱并不意味着他们会伤害他人	1	2	3	4	5	6	7	如果我不控制患者的行为,其他患者可能会受到伤害
34	如果我告诉同事我的工作有多辛苦,他们会支持我	1	2	3	4	5	6	7	如果我告诉同事我的工作有多辛苦,他们会认为我不适合这份工作
35	当我觉得自己"把工作带回家"时,最好告诉我的同事和/或主管	1	2	3	4	5	6	7	当我觉得自己"把工作带回家"时,最好还是憋在心里